Kohlhammer

Entwickelt auf einer geschützten Station der Klinik für Psychiatrie und Psychotherapie der Ludwig Maximilians-Universität, München, Direktor: Prof. Dr. med. P. Falkai

Christoph Born, Eva Meisenzahl,
Cornelius Schüle, Annette Schaub

Therapie schwerer Anorexia nervosa

Ein psychiatrisches Behandlungskonzept
mit somatischem Schwerpunkt

Verlag W. Kohlhammer

1. Auflage 2015

Alle Rechte vorbehalten
© W. Kohlhammer GmbH, Stuttgart
Gesamtherstellung: W. Kohlhammer GmbH, Stuttgart

Print:
ISBN 978-3-17-026092-4

E-Book-Formate:
pdf: ISBN 978-3-17-026093-1
epub: ISBN 978-3-17-026094-8
mobi: ISBN 978-3-17-026095-5

Für den Inhalt abgedruckter oder verlinkter Websites ist ausschließlich der jeweilige Betreiber verantwortlich. Die W. Kohlhammer GmbH hat keinen Einfluss auf die verknüpften Seiten und übernimmt hierfür keinerlei Haftung.

Inhalt

Vorwort

In den letzten Jahren wurde in der Klinik für Psychiatrie und Psychotherapie der Ludwig Maximilians-Universität in München ein Konzept zur Behandlung schwerst erkrankter PatientInnen mit Anorexia nervosa entwickelt. Begonnen wurde die spezielle Behandlung von PatientInnen mit Anorexia nervosa auf einer geschützten Station unter Leitung von Prof. Dr. em. G. Laakmann, der als Oberarzt für die Station zuständig war.

Die Behandlung von PatientInnen mit Anorexia nervosa auf einer geschützten Station in einer Klinik für Allgemeinpsychiatrie ist sicherlich eine Besonderheit, da die störungsspezifische Psychotherapie doch als Behandlung der ersten Wahl gilt. Auch werden nahezu ausschließlich Erwachsene mit Anorexia nervosa hier behandelt. Auf der Station sollte ein Angebot für PatientInnen geschaffen werden, die sich aufgrund der Erkrankung in einem lebensbedrohlichen und im medizinischen Sinne intensivpflichtigen Zustand befinden. Die PatientInnen kommen meist mit einem Körpergewicht entsprechend einem Body-Mass-Index (im Folgenden BMI) von weniger als $13 \, kg/m^2$ zur Aufnahme, was nach der üblichen Einteilung als extremes Untergewicht bezeichnet wird. Beispielsweise kommen PatientInnen, die das 18. Lebensjahr vollendet haben, mit einer Körpergröße von 165 cm bei einem Körpergewicht von 30 kg zur Behandlung.

Bei der Behandlung von PatientInnen mit Anorexia nervosa stehen zunächst einerseits die Wiederherstellung des Körpergewichts und andererseits die Veränderung des Essverhaltens als Behandlungsziele im Vordergrund. Im folgend dargestellten Konzept zur Behandlung bei extremem Untergewicht ist vor allem die Wiederherstellung des Körpergewichts Fokus der Behandlung, um – wie noch näher dargestellt – physiologische Prozesse wieder zu ermöglichen. Aus diesem Grunde ist in der folgenden Darstellung der Anorexia nervosa besonders auf seelische und körperliche Veränderungen bei extremem Untergewicht bzw. einem Refeeding und weniger auf allgemeine Ergebnisse zur Häufigkeit von bestimmten Symptomkomplexen eingegangen worden. Beispielsweise wird eine bestimmte Art von depressiver oder Angstsymptomatik häufiger bei Untergewicht als bei Normalgewicht festgestellt, so dass ein Vorhandensein eines bestimmten Symptomkomplexes in vielen Fällen auch als vom Körpergewicht abhängig vorgestellt werden kann.

Das Konzept sieht zunächst die Klärung der rechtlichen Grundlage der Aufnahme und Behandlung vor. Oft können die PatientInnen sich die Gefahr und die damit verbundenen Risiken für ihr Leben nicht eingestehen und erwarten von einer Behandlung anderes als die Therapeuten. Manche PatientInnen können überzeugt werden, die angebotene Behandlung anzunehmen. Sollte dies nicht der Fall sein, wird ein Antrag auf richterliche Unterbringung und ggfs. Zwangsbehandlung beim Amtsgericht gestellt. Des Weiteren wird die Anlage einer mittels perkutaner endoskopischer Gastroenterostomie (im Folgenden PEG) angelegten Sonde zur Unterstützung der oralen Nahrungsaufnahme mit hochkalorischer Sondenkost dringend empfohlen und mit den PatientInnen besprochen. Zuletzt wird ein möglichst individuell gestalteter Therapievertrag abgeschlossen, in dem Körpergewicht mit Reduktion der Sondenkost, Ausgangsregelung und weiteren Therapiemöglichkeiten verknüpft werden.

Nachdem diese Methode der Behandlung eingeführt worden war, wurde dieses Therapieprogramm in den letzten Jahren weiterentwickelt und besonders durch psychotherapeutische Angebote ergänzt sowie von Seiten des pflegerischen Teams (pflegerische Leitung der Station von Frau Marion Dorn), Informationsblätter für die PatientInnen und Zusammenfassungen der Behandlungsregeln erstellt. In der folgenden Darstellung sind die verschiedenen Vorarbeiten einheitlich zusammengefasst sowie die Weiterentwicklungen berücksichtigt.

Neben dieser Darstellung des auf der Station entwickelten Konzeptes zur Behandlung dieser schwerkranken PatientInnen sollte hiermit auch eine Einführung für Interessierte, auch neu auf der Station eingesetzte KollegInnen in das Behandlungskonzept, aber auch das komplexe Störungsbild der Anorexia nervosa gegeben werden. Im klinischen Alltag begegnet man oft den seelischen Auswirkungen dieser schweren Erkrankung, wenn die PatientInnen berichten, »... je weniger ich gewogen habe, desto dicker habe ich mich gefühlt ...«. PatientInnen, die sobald sie ihr Zimmer verlassen, über Wochen ihren Körper in Decken einhüllen. Andere PatientInnen, die berichten, »... inhaltlich und auch vom Aussehen her perfekt sein ...« zu müssen, oder äußern, dass Farben und Muster auch beim Essen stimmen müssten. Weniger offensichtlich sind die körperlichen Veränderungen, die aber bei den regelmäßigen Kontrolluntersuchungen auffallen. Veränderungen der Konzentrationen von Elektrolyten im Blut und Veränderungen des Blutbilds sowie Veränderungen des EKG werden bei den Untersuchungen deutlich und müssen entsprechend interpretiert werden. Aber auch subtilere Veränderungen wie bei der Regulation des Hormonhaushalts bei PatientInnen mit Anorexia nervosa wurden besonders in den letzten Jahren erforscht. Wegen des Schwerpunkts der Wiederherstellung des Körpergewichts und der Aktualität der Forschungsergebnisse ist ausgewählten Hormonen ein eigener Abschnitt eingeräumt.

Es kann dabei nicht der Anspruch erhoben werden, dass die Darstellung der Anorexia nervosa in all ihren Facetten vollständig ist. Auch war es nicht die Absicht, ein Lehrbuch zur Anorexia nervosa zu verfassen, sondern es sollte ein Behandlungskonzept dargestellt werden, wie es in den letzten Jahren entstanden ist, sowie die Herangehensweise einleitend begründet werden. Bei der Zusammenstellung wurde besonders auf die Aktualität der Literaturhinweise mit Schwerpunkt auf aktuelle Forschungsergebnisse sowie auf die klinische Relevanz mit Bezug zum Refeeding wert gelegt. Die Darstellung sollte möglichst engen Bezug zum klinischen Alltag haben. In diesem Sinne sind auch die Hinweise auf die bei der alltäglichen Arbeit auf der Station vorkommenden Probleme und in den Text eingearbeiteten Beispiele zu verstehen.

1 Einleitung

1.1 Störungsbild, Zahlen und Fakten

Hautala und Mitarbeiter fanden in einer epidemiologischen Studie zu Essstörungen bei Jugendlichen, dass sich bei 24 % der Mädchen und bei 16 % der Jungen, die an der Studie teilnahmen, Symptome einer Essstörung fanden (Hautala et al. 2008). Solche Ergebnisse epidemiologischer Studien mögen die Bedeutung der Essstörungen verdeutlichen. Frühere Studien hatten ergeben, dass bis zu 25 % der normalgewichtigen Mädchen ihren Körper als zu dick einschätzten und bis zu 50 % ungesunde Methoden benutzten, um ihr Körpergewicht zu regulieren.

Essstörungen werden als Störungen des Verhaltens beschrieben, die zur Bewältigung unangenehmer oder schwieriger Gefühle, einer Regulation des Affekts, eingesetzt werden. Früh konnte bereits gezeigt werden, dass eine Restriktion der Nahrung bedeutende Auswirkungen auf das psychische und besonders emotionale Erleben von Menschen hat. In den Studien von Ancel Keys (The Biology of Human Starvation 1950) im Rahmen des Minnesota Starvation Experiments wurde Mangelernährung bei psychisch gesunden Menschen untersucht. Es konnte gezeigt werden, dass es zu gravierenden emotionalen Veränderungen bei Nahrungsrestriktion kommt (Depression, Angst etc.). Diese Symptome bestanden teilweise auch nach ausreichender Ernährung weiter (zitiert nach Kalm et al. 2005).

Eine der ersten Beschreibungen der Anorexia nervosa lieferte Sir Richard Morton 1684 und bezeichnete sie als »nervöse Atrophie« (Liechti 2008). Im 17. Jahrhundert beschrieb auch Marcé eine Essstörung und bezeichnete sie als »hypochondrisches Delirium«. In der zweiten Hälfte des 19. Jahrhunderts beschrieb Sir William Whitey Gull die »apepsia hysterica«, die er später in Anorexia nervosa umbenannte (Pearce 2006; Treasure 2006). Einen bedeutenden Beitrag zur Erforschung der Anorexia nervosa lieferte in den 1970er Jahren Hilde Bruch. In den gegenwärtig gängigen Klassifikationen wurden die Essstörungen erst 1980 in der heutigen Form in der DSM-III und ICD-9 beschrieben (Walsh 2010). Es werden Anorexia nervosa und Bulimia nervosa sowie ihre Unterformen nach der International Classification of Diseases der Weltgesundheitsorganisation und dem Diagnostic and Statistical Manual of Mental Disorders der American Psychiatric Association (ICD-10 und DSM-IV bzw. DSM-V) unterschieden.

Hier sei nur auf die Anorexia nervosa eingegangen, weil das folgend dargestellte Behandlungskonzept für die Therapie von PatientInnen mit Anorexia nervosa und extremem Untergewicht ausgelegt ist. Die Anorexia nervosa ist eine schwere psychische Erkrankung. In der ICD-10 werden

- die Anorexia nervosa ohne aktive Maßnahmen zur Gewichtsabnahme (F50.00; restriktiver Typ) und
- die Anorexia nervosa mit aktiven Maßnahmen zur Gewichtsabnahme (F50.01; mit Erbrechen, Abführen etc.) sowie
- die atypische Anorexia nervosa (F50.1; es sind nicht alle diagnostischen Kriterien vorhanden) unterschieden.

Die bulimische Form der Anorexia nervosa unterscheidet sich von der Bulimia nervosa insbesondere durch eines der Hauptsymptome – das geringe Körpergewicht.

Diagnostische Leitlinien für die Anorexia nervosa nach ICD-10 sind:

1. das tatsächliche Körpergewicht liegt mindestens 15 % unter dem erwarteten,
2. der Gewichtsverlust ist selbst herbeigeführt,
3. das Vorliegen einer Körperschema-Störung in Form einer spezifischen psychischen Störung,
4. eine endokrine Störung auf der Hypothalamus-Hypophysen-Gonaden-Achse liegt vor (Amenorrhoe bzw. Libido- und Potenzverlust),
5. bei Beginn vor der Pubertät ist die Abfolge der pubertären Entwicklungsschritte verzögert oder gehemmt.

Fairburn stellte die epidemiologischen Merkmale der Anorexia nervosa in einem Seminar zusammen. Es handelt sich um eine vorzugsweise in westlich orientierten Gesellschaften vorkommende Erkrankung, an der vor allem Frauen im Jugend- und frühen Erwachsenenalter erkranken. Das Geschlechterverhältnis beträgt etwa 90 Frauen zu 10 Männer (Fairburn et al. 2003). Dieser bedeutende Unterschied lässt weitere Differenzen zwischen den Geschlechtern vermuten. Allerdings fanden Crisp und Mitarbeiter bei der Auswertung der Untersuchungsergebnisse bei 751 Frauen und 62 Männern nur ein leicht höheres Lebensalter der Männer bei Beginn der Erkrankung und eine Tendenz für einen etwas häufigeren Missbrauch von Laxanthien bei Frauen, während bei Männern häufiger die Bevorzugung einer veganen Ernährung gefunden wurde (Crisp et al. 2006).

Die Inzidenz der Anorexia nervosa wird mit zwischen 4,2 bis 8,3 pro 100 000 Patientenjahre und die Punktprävalenz wird mit etwa 0,3 % angegeben, während die Lebenszeitprävalenz zwischen 1,2 % und 2,2 % der Gesamtbevölkerung geschätzt wird. Die Inzidenzrate der Anorexia nervosa ist am höchsten bei Frauen zwischen dem 15. und 19. Lebensjahr. Außerdem wurde berichtet, dass die Inzidenz der Anorexia nervosa zwischen 1935 und 1999 anstieg (Bulik et al. 2006; Herpertz-Dahlmann 2009; Hoek et al. 2003; Keski-Rahkonen et al. 2006; Miller et al. 2010).

Ätiologisch wird für die Essstörungen bisher ein komplexes Zusammenspiel genetischer, biologischer und sozio-kultureller Faktoren angenommen. So wird die Vererblichkeit einer genetischen Belastung mit über 50 % und eine starke Überlappung mit genetischen Merkmalen für zwanghafte, depressive und Angststörungen sowie Abhängigkeitserkrankungen gefunden. Biologisch ist besonders von einer Vulnerabilität des Gehirns auszugehen, dass auch bei Gesunden etwa 20 % der gesamten Kalorienaufnahme in Anspruch nimmt. Im Gehirn sind vor allem Systeme, Regelkreise in Hirnstamm und Thalamus, die mit Homöostase, Antriebsregulation und Selbstkontrolle zu tun haben, betroffen. An von der Umgebung abhängigen Faktoren wurden perinatale Komplikationen sowie Stigmatisierungen, übermäßige Kritik gegenüber Idealisierungen in Verbindung mit einem minderen Selbstbewusstsein gefunden (Treasure et al. 2010).

Natürlich können auch Risikofaktoren für die Entwicklung einer Essstörung benannt werden. Hier kommen etwa weibliches Geschlecht, weiße Hautfarbe, Alter, ein bestimmter familiärer Interaktionsstil und ähnliches in Frage und wurden in Studien untersucht, doch erscheint es hier wichtig, zwischen variablen und kausalen Risikofaktoren zu unterscheiden, wobei besonders kritisiert wurde, dass es hinsichtlich der Forschung zu Risikofaktoren nicht genügend longitudinale Studienergebnisse gebe und festgestellt wurde, dass bisher kein kausaler Risikofaktor benannt werden könne (Jacobi et al. 2004). Es werden die Risikofaktoren von Faktoren unterschieden, die den Krankheitsprozess aufrechterhalten.

In Studien zum Langzeitverlauf von PatientInnen mit Essstörungen wurde gefunden, dass zwischen 47 % und 67 % von ihnen nach fünf Jahren gesund seien. Bei längerem Follow-up steige der Anteil der symptomfreien ehemaligen PatientInnen (zitiert nach Attia 2010). Demgegenüber ergab das Follow-up von 51 PatientInnen mit in der Adoleszenz einsetzender Anorexia nervosa über 18 Jahre, dass 54 % der PatientInnen nach 18 Jahren frei waren von störungsspezifischem Verhalten, 22 % bestimmte Nahrungsmittel vermieden (z. B. Fleisch) und bei 39 % Kriterien für eine andere psychische Störung (meist Zwangsstörung) erfüllt waren, während bei 12 % noch eine Essstörung diagnostiziert wurde (Wentz et al. 2009). Rigaud und Mitarbeiter untersuchten 484 erwachsene PatientInnen mit Anorexia nervosa nach 13,5 Jahren. Sie fanden, dass 60,3 % der PatientInnen gesund und 25,8 % relativ gesund waren, während je 6,4 % ein schlechtes oder sehr schlechtes Outcome hatten (Rigaud et al. 2011).

In einer folgenden Untersuchung von Rigaud und Mitarbeitern wurde das Outcome nach sechs Jahren von 41 initial extrem unterernährten PatientInnen mit Anorexia nervosa (initialer BMI bei Aufnahme $10,1 \pm 0,57 \, kg/m^2$) mit 443 PatientInnen, die ein weniger deutliches Untergewicht bei Aufnahme hatten, verglichen. Die Ergebnisse zeigten, dass von den 41 PatientInnen 5,8 % mehr verstorben waren, 19% mehr ein schlechtes Outcome hatten und 21 % weniger die Gesundheit wiedererlangt hatten, obwohl alle PatientInnen mit einem Refeeding behandelt worden waren (Rigaud et al. 2012). Zudem ist ein niedrigeres Körpergewicht bei Entlassung insgesamt mit einer erhöhten Zahl an Rehospitalisationen assoziiert gefunden worden (Castro et al. 2004). Auch bei der Analyse des Zustands der PatientInnen aus fünf Studienkohorten fanden Lock und Mitarbeiter für Erwachsene, die wegen einer Anorexia nervosa hospitalisiert worden waren, dass das Erreichen eines Körpergewichts von mehr als 86 % des idealen Körpergewichts (ideal body weight; IBW) bei Entlassung den besten Prädiktor für ein Erreichen des Normalgewichts darstellte (Lock et al. 2013). Somit scheint es mehrere Verlaufsprädiktoren für die Prognose bzw. das Outcome von PatientInnen mit Anorexia nervosa zu geben. Hierzu gehört die nach oben dargestellten Studienergebnissen einerseits das Körpergewicht bei Aufnahme als auch das Körpergewicht bei Entlassung aus der stationären Behandlung.

Fichter et al. (2006) fanden in einem nationalen Patientenkollektiv im Rahmen einer 12-Jahres-Katamnese eine Mortalität von 7,7 %, 20–30 % verstarben durch Suizid, die übrigen 60–70 % durch sekundäre Komplikationen des Hungerns (Fichter et al. 1997, 2006). Die Auswertung schwedischer Sterberegister hinsichtlich ehemals wegen Anorexia nervosa hospitalisierter PatientInnen ergab eine standardisierte Mortalitätsrate von 6,2 entsprechend einer 6-fach erhöhten Mortalität gegenüber der Allgemeinbevölkerung. Es wird angenommen, dass die Anorexia nervosa von allen psychischen Erkrankungen die höchste Mortalitätsrate aufweist (Papadopoulos et al. 2009).

Einerseits sollten die Ergebnisse dieser Studien verdeutlichen, dass eine besondere Notwendigkeit der Behandlung von PatientInnen mit Anorexia nervosa besteht, insbesondere bei extremem Untergewicht mit einem BMI $< 13\,\text{kg/m}^2$. Andererseits wurde festgestellt, dass die Möglichkeiten zur Behandlung der Anorexia nervosa unzureichend sind und es nicht genügend Behandlungsmöglichkeiten gibt, insbesondere für die Behandlung schwersterkrankter PatientInnen mit extremem Untergewicht, also einem BMI von weniger als $13\,\text{kg/m}^2$ (Diagnostik und Therapie der Essstörungen, S3-Leitlinie der AWMF 2010).

1.2 Veränderungen der Seele bei Untergewicht

Die folgend dargestellten seelischen Veränderungen bei der Anorexia nervosa scheinen zumindest teilweise nach klinischer Erfahrung von dem Ernährungszustand abhängig, was von einigen aktuellen Forschungsergebnissen unterstützt wird, und sind daher nicht einheitlich vorzustellen. Vielfach wurde auch eine Korrelation dieser Veränderungen mit der Dauer der Erkrankung festgestellt. Dies mag etwa die zwischen den einzelnen Studien mitunter sehr unterschiedlichen Ergebnisse, insbesondere der Häufigkeit dieser Veränderungen erklären.

1.2.1 Depression, Angst und Zwang

Bei untergewichtigen Menschen werden vor allem depressive, Angst- und Zwangssymptomatik vermehrt gefunden. Allgemein kommt es durch die komorbid auftretenden Störungen bei Untergewicht meist zu einem sehr komplexen Störungsbild. Die Lebenszeitprävalenz bei PatientInnen mit Essstörungen für depressive Störungen wird mit bis zu 75 %, für bipolare Störungen mit etwa 10 %, für Angststörungen mit bis zu 20 % und Zwangsstörungen mit bis zu 40 % sowie für Substanzmissbrauch mit bis zu 46 % angegeben. Allerdings muss einschränkend erwähnt werden, dass es schwierig ist, depressive Symptomatik im klinischen Sinne zu diagnostizieren, da die Betroffenen in Abhängigkeit von ihrem Ernährungsstatus ihre Stimmung selbst immer eher als depressiv bezeichnen werden, wobei sie häufig ein Gefühl der inneren Leere und der Stimmungslabilität erleben (Woodside et al. 2006).

In wenigen Studien wurde bisher der Zusammenhang des Ernährungsstatus mit der Psychopathologie im Verlauf der Wiederherstellung des Körpergewichts untersucht, obwohl angenommen wird und klinisch häufig zu beobachten ist, dass die psychische Symptomatik zu einem bedeutenden Anteil auf das Untergewicht bei der akuten Anorexia nervosa zurückzuführen ist. Mattar und Mitarbeiter fassten die Ergebnisse von sieben solcher Studien zum Verlauf in einem Review zusammen. Sie fanden, dass besonders depressive und Angstsymptomatik bei Wiederherstellung des Körpergewichts deutlich zurückgehen (Mattar et al. 2011). Dies konnten die Autoren auch in einer eigenen Studie zeigen, in der sie depressive und Angstsymptomatik sowie Zwangssymptomatik bei 24 Patientinnen untersuchten, die mit einem mittleren BMI von 13,8 kg/m^2 zur Aufnahme kamen. Im Ergebnis zeigte sich, dass bis zur Entlassung mit einem mittleren BMI von 17,8 kg/m^2 eine Remission der depressiven und Angstsymptomatik, allerdings nicht der Zwangssymptomatik eingetreten war (Mattar et al. 2012).

Nicht selten ist bei Menschen mit extremem Untergewicht (BMI unter 13 kg/m^2) ein psychosenahes Erleben zu beobachten. Dies ist auch bei vielen unserer PatientInnen nach der Aufnahme zu bemerken, wie in den Fallvignetten weiter unten dargestellt. Damit ist die gefühlsmäßige Eingenommenheit und folgend die fortwährende gedankliche Beschäftigung mit Ängsten und Sorgen gemeint. In Gesprächen kommt es zu fortwährendem Kreisen der Inhalte etwa der Befürchtung, unheilbar körperlich erkrankt zu sein. Es kommt im klinischen Sinne zu massiver gedanklicher Einengung, dem Auftreten sogenannter überwertiger Ideen, mithin Wahnvorstellungen, von denen sich die PatientInnen kaum distanzieren können. Dies ist am ehesten im Sinne einer schweren affektiven Erkrankung zu verstehen. Miotto et al. stellten fest, dass die Kriterien für eine wahnhafte Störung oder Schizophrenie meist nicht erfüllt sind (Miotto et al. 2010). Nach unserer klinischen Erfahrung scheint es zu diesem psychosenahen Erleben deutlicher und häufiger bei PatientInnen mit dem restriktiven Subtyp der Anorexia nervosa als bei jenen mit bulimischem Subtyp zu kommen. Allerdings könnte diese Beobachtung auch nur auf eine unterschiedliche Ausprägung des Erlebens hinweisen. Im Laufe des Refeeding und mit zunehmendem Körpergewicht kommt es im Allgemeinen zu einem allmählichen, manchmal auch ganz plötzlichen Rückgang dieser Symptomatik, bis die PatientInnen frei von psychosenahem Erleben sind. Eine medikamentöse antipsychotische Behandlung ist hier bisher wenig erfolgreich und die Zielsymptomatik einer medikamentösen antipsychotischen Behandlung ist vor allem die psychomotorische Unruhe mit massiven Schlafstörungen und starken Ängsten.

Neben den beschriebenen Merkmalen für Störungen der Achse-I nach DSM finden sich auch häufig Merkmale für Suchterkrankungen bei PatientInnen mit Anorexia nervosa. So wurde berichtet, dass es viele Hinweise auf eine gemeinsame Grundstörung von substanzabhängigen Süchten und Essstörungen (vor allem der Anorexia nervosa mit bulimischen Anteilen und der Bulimia nervosa) gebe und dies die diagnostischen Kriterien einer Persönlichkeitsstörung erfülle. Diese Persönlichkeitsstörung zeichne sich besonders durch emotionale Instabilität und Impulsivität aus, wobei das Suchtverhalten in der dauernden Beschäftigung mit Essen und Nahrung, der Symptomatik der Abstinenz und Kontrollverlust bestehe (Kinzl et al. 2010).

1.2.2 Persönlichkeit, Perfektionismus und Impulsivität

Die häufigste Form von Störungen der Achse II nach DSM bei PatientInnen mit dem restriktiven Subtyp der Anorexia nervosa ist mit etwa jeweils 20 % die zwanghafte und die vermeidende Persönlichkeitsstörung, aber auch die emotional-instabile und die depressive Persönlichkeitsstörung sind bei etwa 10 % der PatientInnen gefunden worden. Bei der Anorexia nervosa mit bulimischen Anteilen stehen die emotional-instabile mit etwa 25 % und die vermeidende Persönlichkeitsstörung mit etwa 15 % im Vordergrund, während aber auch die depressive mit etwa 14 % und die zwanghafte Persönlichkeitsstörung mit etwa 12 % diagnostiziert wurde (Sansone et al. 2005, 2010).

Das Vorliegen bzw. das störende Hervortreten von Merkmalen dieser Persönlichkeitsstörungen, insbesondere der starken Ausprägung von vermeidenden Anteilen, wirkt sich häufig erschwerend auf die Behandlung aus. Im klinischen Alltag findet sich oft bestätigt, dass die Symptomatik bzw. Merkmale für Persönlichkeitsstörungen wie auch für Depression und Angst umso deutlicher das klinische Bild bestimmen, je niedriger das Körpergewicht ist, wie auch das oben dargestellte psychosenahe Erleben nach unserer klinischen Erfahrung häufiger und deutlicher ist, je mehr die Betroffenen an Körpergewicht verloren haben.

Es hat sich seit Beginn der 1990er Jahre zunehmend eine multidimensionale Darstellung der Persönlichkeit durchgesetzt. So wird die Persönlichkeit mit dem »Neuroticism, Extraversion, Openness to New Experience – Five Factor Inventory« untersucht (NEO FFI; NEO Fünf-Faktoren-Inventar) und in Fragen zum Neurotizismus, zur Extraversion, zur Offenheit für Erfahrung, zu Verträglichkeit und Gelassenheit erfasst. Die Dimensionen des Perfektionismus und der Impulsivität sind als den einzelnen Symptomen zugrundeliegende Merkmale bei der Anorexia nervosa stark ausgeprägt. Bereits Hilde Bruch charakterisierte Patienten mit Anorexia nervosa als solche, die »allen Eltern und jeden Lehrers Vorstellung von Perfektion« erfüllen (Bruch 1978, S. 59). Bardone-Cone und Mitarbeiter berichteten in einem Review zum Perfektionismus bei Essstörungen, dass sich bei allen Essstörungen in den Studien ein hohes Maß an Perfektionismus zeigte, wobei sich bemerkenswerterweise bei Patienten mit Anorexia nervosa das höchste Vorkommen von Perfektionismus fand. Allerdings ergaben sich nur minimale Unterschiede zwischen den einzelnen Essstörungen. Auch scheint Perfektionismus eine der akuten Erkrankung vorausgehende und sie überdauernde Dimension der Persönlichkeit darzustellen. So mag Perfektionismus auch einen negativen Prädiktor für das Outcome, insbesondere bei der Anorexia nervosa darstellen (Bardone-Cone et al. 2007; Crane et al. 2007).

Perfektionismus ist nicht nur für die Essstörungen eine bedeutende Dimension der Persönlichkeit. In einem Review von Studien zu Angst- und depressiven Störungen stellten Egan und Mitarbeiter fest, dass ein erhöhtes Maß an Perfektionismus ebenso bei diesen Störungen vorkommt (Egan et al. 2011). Welch et al. konnten auch einen Zusammenhang zwischen der Unzufriedenheit mit dem Körper und bestimmten Anteilen des Perfektionismus in einer nicht-klinischen Stichprobe junger Frauen darstellen (Welch et al. 2009).

Waxman berichtete in einem Review zu Impulsivität, dass Frauen mit Essstörungen, insbesondere solchen mit bulimischen Anteilen ein höheres Maß an Impulsivität als gesunde Kontrollen zeigen, wobei das Maß an Impulsivität Betroffene mit Anorexia nervosa und Bulimia nervosa basierend auf dem klinischen Bild unterscheiden lässt, da mehr impulsive Verhaltensweisen bei der Bulimia nervosa gefunden werden. So kann auch Impulsivität als ein Risikofaktor für eine Essstörung angesehen werden (Waxman 2009).

Claes und Mitarbeiter untersuchten PatientInnen mit Essstörungen und verwendeten u. a. das NEO FFI. Es konnten wie bereits in früheren Untersuchungen mit anderen Instrumenten drei Cluster von PatientInnen mit Essstörungen unter Berücksichtigung ihrer Persönlichkeit gebildet werden. Es wurden unterschieden: 1. ein auf hohem Niveau funktionierender Typus mit belastbarem sowie widerstandsfähigem Selbst; 2. ein überkontrollierter, eingeengter Typus; 3. ein unterkontrollierter und impulsiver Typus (Claes et al. 2006).

Wenn auch die Zuordnung von zwanghafter Symptomatik und Perfektionismus zum restriktiven Subtyp der Anorexia nervosa sowie von emotional-instabiler Symptomatik und Impulsivität zur Anorexia nervosa mit bulimischen Anteilen naheliegt, weisen kontrollierte klinische Untersuchungen sowie klinische Erfahrung doch darauf hin, dass sich vielfache Kombinationen und Überschneidungen finden, was auch zum Auftreten des Wechsels des klinischen Bilds und sogar des Subtyps einer Essstörung beitragen mag.

1.2.3 Verhalten und Kognition

Bei Menschen mit Essstörungen treten mannigfache störungsspezifische und kompensatorische Verhaltensweisen auf. Dem störungsspezifischen Verhalten gemeinsam ist das Ziel der Affektregulation und Kompensation sowie die häufige Verbindung mit Schuldgefühlen und dem Empfinden von Scham, so dass das Verhalten oft verheimlicht und ritualisiert im Verborgenen ausgeführt wird. Das Erbrechen, das Fasten, der exzessive Bewegungsdrang, der Missbrauch von Laxanthien, die besondere Beobachtung des eigenen Körpers

15

(»body checking«) und übermäßige Flüssigkeitsaufnahme sind gut charakterisiert und untersucht.

Gesteigerte Aktivität wird bei 30–80 % der PatientInnen mit Anorexia nervosa beobachtet. Es sind Assoziationen zwischen spezifischen Anteilen an exzessiven Übungen und essstörungsspezifischen Kognitionen und Verhaltensweisen auch in nicht-klinischen Stichproben bei epidemiologischen Untersuchungen gefunden worden (z. B. Taranis et al. 2011). In einer weiteren epidemiologischen Studie zu Essgewohnheiten und Leibesübungen deuteten die Ergebnisse darauf hin, dass Übungen exzessiv waren, wenn sie mit dem Empfinden von intensiver Schuld und/oder hauptsächlich mit dem Ziel, Figur und Gewicht zu beeinflussen, unternommen wurden. Die Kombination beider Verhaltensweisen schien auch auf ein pathologisches Essverhalten hinzuweisen (Mond et al. 2006).

Campbell und Waller untersuchten den Zusammenhang von exzessiven Übungen und Narzissmus bei Patientinnen mit Anorexia nervosa. Es wurde der Kern-Narzissmus, wie er nach der Beschreibung der Merkmale narzisstischer Persönlichkeitsstörungen definiert ist, von zwei Typen eines Narzissmus zur Verteidigung des Selbstbewusstseins (»poor me« und »bad you«) unterschieden. Vor allem das Merkmal der Grandiosität, wie es typisch für die narzisstische Persönlichkeitsstörung ist, unterscheidet den Kern-Narzissmus von dem Narzissmus zur Verteidigung des Selbst. Sie fanden eine Assoziation zwischen dem Vorkommen von Narzissmus zur Verteidigung des Selbstbewusstseins und exzessiven Übungen (Campbell et al. 2010). In dem Zusammenhang mit exzessivem Bewegungsdrang muss auch das im klinischen Alltag häufig beobachtete lange, fast bewegungslose Stehen oder Verharren in anstrengenden, ungemütlichen Positionen erwähnt werden, welches nicht durch exzessives Bewegen, aber auch eine hohe und besondere Beanspruchung der Muskulatur gekennzeichnet ist.

Es wurde lange Zeit angenommen, dass übermäßige Bewegung eingesetzt wird, um den Verbrauch von Kalorien möglichst zu erhöhen und somit das Körpergewicht zu kontrollieren. Im letzten Jahrzehnt sind vielfach Hinweise dafür gefunden worden, dass es für die Hyperaktivität auch eine organische, insbesondere hormonelle Grundlage gibt – etwa im Sinne einer hormonell unterstützten »Futtersuche« bei Mangelernährung. Die Vermutung liegt nahe, dass es zumindest einen Aspekt der Hyperaktivität gibt, der sich der Kontrolle durch das Bewusstsein entzieht. Hierauf wird weiter unten noch näher einzugehen sein.

Häufig ist auch der Gebrauch von abführenden oder entwässernden Mitteln (Laxanthien oder Diuretika) zu beobachten. Beispielsweise fanden Bryant-Waugh und Mitarbeiter bei der Untersuchung von 201 PatientInnen mit Essstörungen, dass der Missbrauch von Laxanthien mit schwerem pathologischen Essverhalten und schwerwiegenderer allgemeiner Psychopathologie verbunden war (Bryant-Waugh et al. 2006). Tozzi und Mitarbeiter fanden in einer Kohorte von nahezu 1000 Personen mit einer Essstörung, dass sich bei insgesamt 31 % von ihnen sowohl Laxanthienmissbrauch als auch Erbrechen fanden, während weitere 7,2 % nur Laxanthien missbrauchten und bei 36,8 % nur das Erbrechen vorkam (Tozzi et al. 2006).

Waller und Mitarbeiter untersuchten auch den Zusammenhang von »body checking« und narzisstischen Anteilen bei Menschen mit Essstörungen. Sie unterschieden die oben bereits angedeuteten Typen des Narzissmus. Alle drei Arten des Narzissmus wurden erhöht bei den untersuchten Patienten mit Essstörung gegenüber gesunden Kontrollen gefunden, wobei das »body checking« näher mit den beiden Typen des Narzissmus zur Verteidigung des Selbst als mit dem Kern-Narzissmus verbunden zu sein schien (Waller et al. 2008).

In einer klinischen Untersuchung, die sich mit der Frage der übermäßigen Aufnahme von Flüssigkeit beschäftigte, wurde das Verhalten von 115 PatientInnen mit Essstörungen untersucht. Die Ergebnisse zeigten, dass die PatientInnen sehr unterschiedliche Mengen zwischen 183 ml und 9013 ml pro Tag an Flüssigkeit zu sich nahmen. Auf die Frage nach der Motivation zum übermäßigen Trinken wurde häufig geantwortet, den Durst stillen oder auf diese Weise den Appetit mindern und weniger essen zu wollen (Hart et al. 2010). Oft fällt bei der Behandlung von PatientInnen mit Anorexia nervosa auf, insbesondere bei schwerem und/oder langwierigem Verlauf der Erkrankung auf, dass sie entweder zu viel oder zu wenig bemessen. Die Vermutung liegt nahe, dass dieses Fehlen eines angemessenen Maßes oft viele Bereiche des Alltags betrifft, nicht nur die Nahrungsaufnahme.

Häufig ist bei dem Refeeding unserer PatientInnen zu beobachten, dass es im Verlauf der Behandlung, also mit zunehmendem Körpergewicht, zu gehäufter Anwendung der oben genannten und weiterer dysfunktionaler Bewältigungsstrategien durch die PatientInnen kommt. Auch weist der Behandlungsverlauf meist mehrere »Etappen« auf, die durch eine kontinuierliche Zunahme des Körpergewichts von einigen Kilogramm gekennzeichnet sind und danach ein plötzlicher Rückfall folgt, der durch eine Stagnation der Zunahme des Körpergewichts oder auch eine Abnahme des erreichten Körpergewichts und eine starke psychomotorische Anspannung und/oder depressive Verstimmung gekennzeichnet ist. Zu »Etappen« der Gewichtszunahme kommt es unserer Erfahrung nach häufiger bei PatientInnen mit bulimischen Anteilen. Gerade bei diesen Rückfällen ist häufig ein vermehrtes Auftreten der oben beschriebenen Verhaltensweisen zu beobachten. Es scheinen besonders die individuellen Persönlichkeitsmerkmale eine wichtige Rolle bei der Bevorzugung bestimmter dieser Strategien zu spielen.

Grundsätzlich gilt es bei der Behandlung der schwerst anorektischen PatientInnen, die gesunden Anteile zu fördern und den dysfunktionalen Verhaltensstrategien angemessen zu begegnen. Als dysfunktional werden Bewältigungsstrategien angesehen, die im Falle der extrem untergewichtigen PatientInnen diesen eine Verarbeitung negativer Gefühle bieten und damit das seelische Gleichgewicht erhalten, aber insbesondere diese extrem untergewichtigen PatientInnen letztlich in Lebensgefahr bringen. Die Art und Weise der Anwendung dieser Strategien wird häufig von medizinischem Personal als Provokation empfunden, dennoch können sie auch, als ein Ruf nach Hilfe oder als ein Ausdruck der Ohnmacht verstanden werden.

Häufig berichteten die bisher nach dem unten dargestellten Konzept behandelten PatientInnen, selbständig an Körpergewicht zunehmen zu wollen und beteuerten, dass dies ihr größter Wunsch sei. Dennoch ist es ihnen aufgrund der Erkrankung nicht möglich, diese Kognitionen in ein entsprechendes Verhalten umzusetzen. Auf diese Diskrepanz zwischen Denken und Handeln sollte das Gericht bei der Frage nach gesetzlicher Betreuung oder richterlicher Unterbringung sowie Zwangsbehandlung hingewiesen werden.

Folgend sollen noch einige weitere Auffälligkeiten der Kognition bei PatientInnen mit Anorexia nervosa erwähnt werden. Beeinträchtigungen der Kognition werden in klinischen Studien bei der Untersuchung von Patienten mit akuter Anorexia nervosa häufig gefunden, wobei ebenfalls berichtet wird, dass ausreichend behandelte Patienten oft einen höheren Intelligenzquotienten haben als das normative Kollektiv der entsprechenden Tests (z. B. Lopez et al. 2010). Es hat sich gezeigt, dass insbesondere exekutive Funktionen beeinträchtigt sind. Diese Beeinträchtigungen können ein bedeutendes Hindernis bei der Behandlung darstellen. Bei der Anorexia nervosa ist vor allem die für die Diagnose geforderte Störung des Körperschemas im Sinne einer kognitiven Störung zu nennen. Des Weiteren finden sich Schwierigkeiten beim Beschreiben und Identifizieren von Gefühlen, eine Minderung der Fantasie und ein konkretistisches, external orientiertes Denken. Dies wird zusammengenommen und als Konstrukt mit dem Begriff Alexithymia bezeichnet (z. B. Speranza et al. 2007). Auch finden sich Auffälligkeiten beim sogenannten Kategorienwechsel (»set shifting«), der mit Aufgaben wie dem Wisconsin-Card-Sorting-Test oder dem Trail-Making-Test untersucht wird (z. B. Harrison et al. 2009; Jansch et al. 2009; Jones et al. 2008). Es gibt Hinweise, dass diese Defizite zumindest teilweise bei der Wiederherstellung des Körpergewichts der Patienten mit Anorexia nervosa zurückgehen (Hatch et al. 2010).

1.3 Veränderungen des Körpers bei Untergewicht

Die körperlichen Veränderungen im Rahmen der Anorexia nervosa sind sehr vielfältig. Nahezu alle Organe und Organsysteme sind von der Mangelernährung betroffen. Diese Veränderungen darzustellen, insbesondere in Abhängigkeit von Verlauf und Schweregrad der Erkrankung erforderte ein eigenes, wenn nicht sogar mehrere Bücher. Aus diesem Grunde sind einige wichtige Veränderungen im Folgenden beispielhaft beschrieben. Ein besonderer Abschnitt ist hierbei, wie bereits im Vorwort erwähnt, dem Hormonstoffwechsel und hier auch wieder nur einigen Hormonen gewidmet, zu denen in den letzten Jahren intensiver geforscht wurde. Hierbei scheinen unter anderem auch einige wichtige Verbindungen zwischen seelischem Erleben und Verhalten mit körperlichen Veränderungen deutlich zu werden.

1.3.1 Veränderungen der Organe

Zunächst sind bei körperlichen Folgeerkrankungen Störungen des Herz-Kreislaufsystems zu nennen. So wurde der Anteil von PatientInnen mit Essstörungen und kardialen Auffälligkeiten wie Bradykardie oder Veränderungen des myokardialen Volumens mit bis zu 80 % gefunden (Casiero et al. 2006). Misra und Mitarbeiter fanden bei 27 % der untersuchten PatientInnen eine Herzfrequenz unter 40/min. Als Prädiktoren für eine Bradykardie wurden die Dauer der Erkrankung und der Ernährungsstatus gefunden. Auch der signifikant niedrigere systolische und diastolische Blutdruck, der bei den PatientInnen mit Anorexia nervosa gegenüber gesunden KontrollprobandInnen festgestellt wurde, wies einen Zusammenhang mit der Dauer der Erkrankung und dem Ernährungsstatus auf, während die Fettmasse ein signifikanter Prädiktor für alle hämodynamischen Parameter war (Misra et al. 2004).

Zudem wird häufig eine Hypokaliämie und/oder Hyponatriämie bei PatientInnen mit Anorexia nervosa festgestellt. Diese Elektrolytstörungen können Ergebnis der Fehlernährung sein, aber sie treten auch bei Erbrechen oder Laxanthienabusus sowie übermäßiger Flüssigkeitsaufnahme auf. Während eine Hypokaliämie zu Rhythmusstörungen des Herzens beitragen kann, kommt es bei rascher Veränderung der Natriumkonzentration zu einer pontinen Myelinolyse, die mit charakteristscher neurologischer Symptomatik einhergehen kann und eine häufigere Komplikation darstellt. Eine besondere Komplikation stellt das sogenannte »refeeding syndrome« dar. Bei diesem Syndrom kommt es zu kongestiver Herzerkrankung, Knöchelödemen, einem verlängerten QT-Intervall im EKG mit der Folge von Arrhythmien, Tachykardien bis zum plötzlichen Herztod. Es wird die Häufigkeit eines solchen Syndroms mit etwa 6 % bei hospitalisierter PatientInnen mit Anorexia nervosa angegeben. Hierbei könnten Veränderungen von Elektrolytgleichgewichten wie eine Hypophosphatämie oder Hypomagnesiämie auch von Bedeutung sein (Katzman 2005). Es wird angenommen, dass ein »refeeding syndrome« besonders häufig bei aggressivem Refeeding auftritt. Auf dieses Syndrom wird weiter unten noch näher eingegangen.

Auch andere große Organe sind von der Mangelernährung in Mitleidenschaft gezogen. So fanden Tomita und Mitarbeiter bei der Untersuchung von 37 PatientInnen, die mit einem mittleren BMI von 13 kg/m² aufgenommen wurden, bei 35 % eine erhöhte ALT (GPT) und vermuteten einen Zusammenhang mit Dehydratation (Tomita et al. 2013). Bouquegneau et al. berichteten in einem Review, dass die Prävalenz der hypokaliämischen Nephropathie bei 15–20 % der PatientInnen mit Anorexia nervosa gefunden wurde und bei mehr als 70 % der PatientInnen mit Anorexia nervosa im Laufe ihres Lebens Nierenmanifestationen im Sinne pathologischer Veränderungen vorkommen, was fünfmal häufiger sei als in der Allgemeinbevölkerung (Bouquegneau et al. 2012).

Sehr häufig sind auch Veränderungen des Blutbilds wie Anämie mit einer Inzidenz von 21–39 % und Leukozytopenie mit einer Inzidenz von 29-36 %, während die Inzidenz von Thrombozytopenien mit 5–11 % angegeben wird. Die pathophysiologische Ursache für eine Anämie bei der Anorexia nervosa ist

19

nicht gänzlich geklärt. Ein morphologischer Umbau des Knochenmarks käme etwa in Betracht. Häufig wird auch eine morphologische Veränderung der Erythrozyten im Sinne einer Anisozytose oder Poikilozytose gefunden. Die Leukozytopenie ist bei PatientInnen mit Anorexia nervosa, die strikte Diät halten, häufiger als bei jenen, die erbrechen. Die Leukozytopenie scheint am deutlichsten mit der Dauer der Erkrankung zu korrelieren. Eine Thrombozytopenie scheint sich allgemein nach einem Refeeding rasch zurückzubilden (Hutter et al. 2009).

Im Gegensatz zur Regeneration des Knochengewebes scheint es nach Wiederherstellung des Körpergewichts wesentlich rascher zu einer Rückbildung der sogenannten »Pseudoatrophie« des Gehirns bei PatientInnen mit Anorexia nervosa zu kommen. Da Steroidhormone für die Entwicklung bestimmter Regionen des Gehirns in der Jugend eine Funktion haben (Peper et al. 2011), wird vermutet, dass die Zunahme des Hirnvolumens hormonabhängig ist (Mainz et al. 2012). Ebenso konnte eine Verbindung zwischen der Wiederherstellung des Menstruationszyklus und der Verbesserung kognitiver Funktionen gezeigt werden (Chui et al. 2008). Mehrere Aspekte sind hierbei noch unklar. Einerseits ist bisher noch nicht hinreichend geklärt, ob die Veränderungen des Gehirns vollständig oder nur teilweise reversibel sind. Andererseits ist noch nicht hinreichend geklärt, ob die Assoziation mit der Zunahme des Körpergewichts linear und in welchem Zeitintervall sie verläuft. Zudem muss untersucht werden, ob noch weitere Faktoren zu den Veränderungen des Gehirns beitragen.

Während die »Pseudoatrophie« eine relativ langfristige Auswirkung der Mangelernährung darstellt, kann es besonders im Rahmen eines Refeeding auch zu akut auftretenden Schäden des zentralen Nervensystems kommen. Neben der oben bereits erwähnten pontinen Myelinolyse mit unter Umständen akut auftretender neurologischer Symptomatik kann es aufgrund des gesteigerten Vitaminbedarfs während des Refeeding zu einer Wernicke-Enzephalopathie mit entsprechender Symptomatik kommen (siehe Abschnitt Refeeding).

1.3.2 Veränderungen des Hormonhaushalts

Bei Körpergewicht unter 85 % des Erwarteten (bei Erwachsenen entsprechend einem BMI von etwa 16 kg/m²) muss mit einer Störung nahezu sämtlicher Hormonachsen gerechnet werden. Im Folgenden sind einige Hormone näher beschrieben, zu denen in den letzten Jahren intensiv geforscht wurde.

Das 1994 entdeckte *Proteohormon Leptin* hat eine wichtige Funktion bei der Regulierung des Fett- und Energiestoffwechsels. Großteils wird es in Adipozyten produziert, aber auch in kleinerem Umfang in Plazenta, Magenschleimhaut, Knochenmark, Brustepithel, Skelettmuskel, Hypophyse und Hypothalamus. Es wurde festgestellt, dass die Höhe der Konzentration von Leptin im Serum mit dem BMI korreliert und besser noch mit dem radiologisch gemessenen prozentualen Anteil von Körperfett. Folglich nimmt die Konzentration von Leptin ab, wenn die Fettdepots reduziert werden. Die Abnahme der Konzentration von Leptin hat eine Zunahme des Appetits zur Folge. Durch Stimulation des sympathischen Nervensystems bewirkt Leptin auch einen Anstieg des Blutdrucks, der Herzfrequenz sowie der Thermogenese.

Wie andere Hormone wird Leptin pulsatil mit einer nächtlichen Steigerung von etwa 50 % abgegeben. Frauen haben höhere Leptinspiegel als Männer. Dies ist auch auf einen direkten Einfluss der Geschlechtshormone auf die Sekretion von Leptin zurückzuführen. Nach einer 36-stündigen Fastenzeit sind die Leptinspiegel gemindert und bei beiden Geschlechtern ähnlich. Nach einer Fastenzeit von 2,5 Tagen sind die Leptinspiegel bei gesunden Frauen um etwa 75 % gesunken. Fallen die Leptinspiegel unter eine kritische Schwelle werden die Hypothalamus-Hypophysen-Gonaden-Achse, die thyroidale Achse, die adrenale und die Wachstumshormon-Achse hoch oder hinunter reguliert (Hebebrand et al. 2012). Hypoleptinämie wurde als ein kardinales Merkmal der akuten Anorexia nervosa vielfach bestätigt (Hebebrand et al. 1997).

Die Sekretion des Leptins von subkutanem Fett ist wesentlich höher als von viszeralem Fett, somit sind die Leptinspiegel auch von der Fettverteilung abhängig. Bei Patienten mit akuter Anorexia nervosa ist das subkutane Fett mehr vermindert als das viszerale Fett. Während einer therapeutisch induzierten Gewichtszunahme steigt der Spiegel von Leptin (Holtkamp et al. 2003a). Außerdem reguliert bei gesunden Frauen die Menge zirkulierenden Leptins die Spiegel von luteinisierendem Hormon (LH) und Östradiol. Somit ist die Folge eines niedrigen Plasmaspiegels von Leptin bei anorektischen Patientinnen eine Amenorrhoe. Das Hungern ist begleitet von hohen Spiegeln an Kortisol, welches den Knochenaufbau einschränkt. Es konnte gezeigt werden, dass Leptin den Knochenverlust über das sympathische Nervensystem reguliert. Erhöhte Grade von physischer Aktivität wurden konsistent bei der Anorexia nervosa gefunden. Auf Anorexia nervosa basierende Hyperaktivität oder durch Hungern induzierte Hyperaktivität wird als ein Tiermodell der Anorexia nervosa angesehen. Ratten mit Zugang zu einem Laufrad entwickeln bei Restriktion der Nahrung Hyperaktivität. Wenn das Experiment nicht beendet wird, laufen sie sich innerhalb von 7–10 Tagen geradezu zu Tode (Hebebrand et al. 2003).

So kann eine Hypoleptinämie zu einer starken Wirkung auf Verhaltensebene führen, die über Erhöhung des zirkulierenden Leptins korrigiert werden kann. Die Konzentration von Leptin könnte als ein Indikator für den Schweregrad der Anorexia nervosa angesehen werden, indem sie auch andeutet, dass die neuroendokrine Anpassung an das Hungern stark fortgeschritten ist (Hebebrand et al. 2007). Holtkamp et al. konnten bei der Untersuchung von stark untergewichtigen Frauen zeigen, dass die psychometrische Messung von Stimmung, Appetit und Ruhelosigkeit mit den Spiegeln von Leptin korrelierte (Holtkamp et al. 2003b). In einer Querschnittsstudie konnten Lawson et al. zeigen, dass niedrige Spiegel von Leptin mit erhöhter Symptomatik von Depression und Angst unabhängig von Körperfett und Gewicht verbunden sind. Darüber hinaus fanden sich bei jenen, die nach Hamilton-Depressions-Skala (HAMD) eine Depression hatten, niedrigere Spiegel von Leptin (Lawson et al. 2012).

Ghrelin ist ebenfalls ein Peptidhormon. Es ist eines der wichtigsten Peptide, die Informationen zwischen Gehirn und Darm vermitteln, und ein endogener Ligand des Rezeptors für Wachstumshormon. Es wird in zentralen und peripheren Geweben exprimiert wie dem Hypothalamus, der Hypophyse, dem Pankreas und der Plazenta. Desacyl-Ghrelin, die nicht-acetylierte Form, zirkuliert in wesentlich höherer Konzentration als Ghrelin und ist die hauptsächliche Form, die im Magen gefunden wurde. Bei der Bildung von Ghrelin entsteht auch Obestatin, das dem Ghrelin entgegengesetzte Wirkung auf die Nahrungsaufnahme und die Motilität des gastrointestinalen Traktes hat.

Die Ghrelinspiegel im Plasma steigen vor der Nahrungsaufnahme und fallen kurz danach mit Veränderung des Appetits. Ghrelin reguliert nicht nur den Hunger, indem es hypothalamische Bereiche des Gehirns stimuliert, sondern es bewirkt auch die Antwort des Gehirns für Genuss und Belohnung. Mit der funktionellen MRT konnte ein Anstieg von Ghrelin als neurale Antwort auf Bilder von Nahrung in bestimmten Bereichen des Gehirns, die mit Belohnung zu tun haben wie der Amygdala, dem orbitofrontalen Kortex, der anterioren Insula und dem Striatum bei gesunden Probanden, gezeigt werden (Malik et al. 2008). Zudem steigert Ghrelin Angst und Aufmerksamkeit, verstärkt räumliches Lernen und Erinnern.

Abgesehen von der Befürchtung, dick zu werden, können PatientInnen mit Anorexia nervosa häufig die Nahrungsaufnahme wegen der chronischen oder oft wiederkehrenden Gefühle des Unwohlseins im oberen gastrointestinalen Trakt, Völlegefühl und chronischer Verstopfung nicht steigern. Da Ghrelin mit Anstieg des Hungers, Nahrungsaufnahme und besonders der Darmmotilität verbunden ist, könnte es hier eine bedeutende Funktion haben. Die Ergebnisse der Studien zu Ghrelin implizieren, dass ein Ansteigen des Plasmaspiegels von desacyl-Ghrelin bei PatientInnen mit Anorexia nervosa die Nahrungsaufnahme und somit Gewichtszunahme behindern kann. Es wurde berichtet, dass es bei PatientInnen mit Anorexia nervosa ebenfalls zu einem Anstieg von Obestatin kommt. So wurde angenommen, dass der Unterschied der Plasmaspiegel von Obestatin bei Anorexia und Bulimia nervosa Unterschiede der Funktionen bei Appetit und Unterdrückung des Essens zeigen könne. Unter Berücksichtigung der Wirkung von acyl-Ghrelin sowie der Nahrungsaufnahme und der Darmmotilität könnte zu erwarten sein, dass die klinische Applikation von Ghrelin PatientInnen mit Anorexia nervosa die Nahrungsaufnahme erleichtert (Ogiso et al. 2011).

Oxytocin ist ein Neuropeptid aus der Gruppe der Proteohormone. Es wird im Nucleus paraventricularis und zu einem geringen Teil auch im Nucleus supraopticus gebildet. Von hier wird Oxytocin zur Neurohypophyse transportiert. Es wirkt sowohl als Hormon wie auch als Neurotransmitter. Das Oxytocin hat eine wichtige Funktion bei der Stressregulierung. Oxytocin verringert den Blutdruck und senkt den Kortisolspiegel, wirkt sedierend und trägt zur Gewichtszunahme sowie besserer Wundheilung bei. Einige Studien ergaben, dass Oxytocin auch eine bedeutende Rolle bei der Homöostase des Knochenmetabolismus zukommt. Es fördert die Osteogenese über Adipogenese und somit Osteoblasten gegenüber der Aktivität von Osteoklasten. Die niedrige Knochenmasse bei der Anorexia nervosa ist durch bedeutende Hemmung von Markern der Knochenbildung, sprich einer Beeinträchtigung der Aktivität der Osteoblasten gekennzeichnet. Lawson und Mitarbeiter fanden bei Frauen mit Anorexia nervosa niedrigere Oxytocinspiegel verglichen mit gesunden Kontrollprobandinnen. Eine signifikante Korrelation von Oxytocin und mineralischer Knochendichte, Körperkomposition und Leptin wurde ebenso gefunden (Lawson et al. 2011).

Osteoporose und Amenorrhoe: Eine Osteopenie oder Osteoporose ist ein weiterer häufiger Befund bei PatientInnen mit Anorexia nervosa. Bei etwa 90 % ihrer PatientInnen mit Anorexia nervosa fanden Miller et al. einen Substanzverlust am Knochen und bei etwa 30 % eine Osteoporose (Miller et al. 2005). Bei schwerer Ausprägung sind auch Spontanfrakturen der Knochen bei PatientInnen mit Anorexia nervosa bekannt. Neben dem niedrigen Körpergewicht (Wong et al. 2004) ist die Amenorrhoe ein signifikanter Prädiktor für eine geminderte mineralische Knochendichte (Baker et al. 2000). In einem Follow-up ergab sich, dass eine 20 Monate während Amenorrhoe die Schwelle zu einer schwerst ausgeprägten Osteopenie darstellt (Audi et al. 2002). In zwei kürzlich erschienen Metaanalysen von Studien zur Behandlung der Osteoporose bei Anorexia nervosa wurde übereinstimmend festgestellt, dass es keine Evidenz dafür gibt, die Osteoporose bei Patientinnen mit Anorexia nevosa könne mittels Substitution von Östrogenen wirksam behandelt werden (Mehler et al. 2009; Sim et al. 2010). In Rücksicht auf die Prädiktoren für eine schlechte Prognose hinsichtlich der minderen mineralischen Knochendichte, nämlich einer anhaltenden anorektischen Erkrankung, einem höheren Lebensalter bei Erkrankung, voranschreitendem Gewichtsverlust und generell bei einem niedrigeren Körpergewicht erscheint eine Behandlung der Osteopenie bzw. Osteoporose allein durch Wiederherstellung des Körpergewichts angemessen (Mehler et al. 2011). Auch nach Wiederherstellung des Körpergewichts zeigten die Ergebnisse einer Studie, dass bei 85 % der Patientinnen, deren Menses nach Wiederherstellung des Körpergewichts wieder eingesetzt hatte, noch elf Jahre nach Erstdiagnose der Anorexia nervosa eine mindere Knochendichte festgestellt werden konnte (Brooks et al. 1998).

1.3.3 Stoffwechsel

Bei einem Refeeding muss berücksichtigt werden, dass bei extremem Untergewicht bedeutende Veränderungen der Körperräume sowie der Körpermaße und deren Zusammensetzung bestehen. Das betrifft etwa Veränderungen in der Verteilung von extra- und intrazellulärer Flüssigkeit, aber auch die veränderte Konzentration von Elektrolyten in den einzelnen Kompartimenten. Beim Refeeding extrem untergewichtiger PatientInnen mit Anorexia nervosa muss einerseits das Auftreten eines Refeeding-Syndroms durch zu rasche Gewichtszunahme und andererseits eine nicht hinreichende Ernährung durch zu vorsichtige Behandlung vermieden werden (Gentile 2012).

Bei einem Refeeding kommt es zu einem deutlichen Anstieg des Energieverbrauchs in Ruhe. Schebendach und Mitarbeiter untersuchten 50 anorektische Patientinnen mit einem mittleren Alter von 16,3 Jahren und initialem Gewicht entsprechend 71,6 % idealem Körpergewicht (IBW) und stellten fest, dass der postprandiale Ruheenergieverbrauch bei einem Refeeding den präprandialen

Ruheenergieverbrauch von initial 17,5 % in der zweiten Behandlungswoche um 27,9 %, in der vierten Woche um 36,2 % und in der sechsten Woche um 33,6 % überstieg. Die Untersuchungen wurden mit der indirekten Kalorimetrie durchgeführt. Die Patientinnen nahmen hierzu bei Baseline nach Mittelwert 1448,9 kcal täglich und in der sechsten Woche 3017,5 kcal täglich zu sich (Schebendach et al. 1997).

Der fettfreien Masse kommt eine bedeutende Funktion für den Ruheenergieverbrauch bei Menschen zu. Van Wymelbeke et al. berichteten, dass während eines Refeeding der Metabolismus von Zellen der fettfreien Körpermasse innerhalb weniger Tage ansteigt. Sie untersuchten Faktoren, die mit dem Anstieg des Energieverbrauchs in Ruhe bei 87 Patienten mit Anorexia nervosa und einem initialen mittleren BMI von 13,2 kg/m^2 assoziiert waren. Sie fanden sechs Faktoren, die neben einer gesteigerten Aktivität der Leber zum Anstieg des Ruheenergieverbrauchs beitragen könnten. Dazu zählten die gesamte Energieaufnahme der letzten Tage, Angst, ein depressiver Zustand, das Ausmaß physischer Aktivität und postprandiale Bauchschmerzen sowie der Konsum von Nikotin (Van Wymelbeke et al. 2004).

Es wurden verschiedene Methoden entwickelt, um den Energieverbrauch in Ruhe, den sogenannten Grundumsatz zu bestimmen. Üblicherweise wird der Energieverbrauch in Ruhe mit der indirekten Kalorimetrie bestimmt. Hierbei wird freigesetzte Wärme über den Verbrauch von Sauerstoff gemessen. Eine Alternative stellt die Harris-Benedikt-Formel dar, die Alter, Körpergröße und -gewicht als Einflussfaktoren berücksichtigt. Die von Müller et al. entwickelten Formeln berücksichtigen hingegen auch die fettfreie Masse (Muller et al. 2004). Kürzlich wurden die Methoden BodyGem und FitMate entwickelt, die den Energieverbrauch aufgrund des Sauerstoffverbrauchs schätzen. Für die Anwendung bei PatientInnen mit Anorexia nervosa fanden El Ghoch et al. bei einem Vergleich der Methoden, dass die FitMate Methode und die Formeln von Müller et al. sich als am genauestens erwiesen (El Ghoch et al. 2012).

Die klinische Beobachtung, dass es bei einem Refeeding zunächst zur Zunahme der Fettmasse im Bereich des Körperstammes kommt, konnten von Mayer und Mitarbeitern in einer kontrollierten Studie bestätigt werden. Sie folgerten daraus, dass die psychotherapeutische Behandlung hierauf im Zusammenhang mit der Störung des Körperschemas eingehen müsse (Mayer et al. 2005).

1.4 Diagnostische Überlegungen

Es hat sich gezeigt, dass die Klassifikationen der ICD-10 und DSM-IV hinsichtlich der Diagnostik von Essstörungen einige Unzulänglichkeiten aufweisen. Erstens erscheint es problematisch, dass sich 50–60 % aller PatientInnen, bei denen eine Essstörung diagnostiziert wurde, in der Gruppe der atypischen Essstörungen (nach ICD-10) oder der nicht näher spezifizierten Essstörungen (EDNOS nach DSM-IV), 20–30 % in der Gruppe mit Bulimia nervosa und 10–20 % in der Gruppe mit Anorexia nervosa finden (siehe z. B. Fairburn et al. 2007; Mitchell et al. 2007; Ricca et al. 2001; Turner et al. 2010). Diese ungleiche Verteilung mag auf eine ungenügende Spezifität der diagnostischen Kriterien hinweisen.

Zweitens wurde, obwohl es bei PatientInnen mit Anorexia nervosa zu erheblichen Veränderungen im Hormonhaushalt kommt, wie oben dargestellt, gerade das Vorliegen einer Amenorrhoe als diagnostisches Kriterium in einigen Arbeiten kritisiert. So fanden etwa Watson und Mitarbeiter in einer Kohorte von 230 PatientInnen bei 22,6 % alle übrigen Kriterien einer Anorexia nervosa erfüllt, da diese jedoch einige menstruale Aktivität zeigten und/oder ein Körpergewicht von > 85 % des unteren Referenzbereichs hatten, wurde deren Erkrankung als »atypische Essstörung« nach ICD-10 bzw. »eating disorders not otherwise specified" (EDNOS; nach DSM-IV) eingeordnet (Watson et al. 2003).

Drittens ist das Kriterium der sozialen Funktionsfähigkeit wie es bei vielen anderen Erkrankungen wie etwa den depressiven Störungen gefordert ist, bei den diagnostischen Kriterien der Anorexia nervosa nicht berücksichtigt, wie z. B. Laakmann und Mitarbeiter (2006) erwähnten. Dies erscheint gerade im Hinblick auf die PatientInnen, die nach dem hier dargestellten Konzept, also mit extremem Untergewicht behandelt werden problematisch und hat zum Vorschlag einer weiteren diagnostischen Einteilung in Bezug auf Schweregrad und Verlauf der Erkrankung beigetragen (Laakmann et al. 2006).

Im Laufe der letzten Jahre wurden zahlreiche Vorschläge zur Modifikation der Klassifikation von Essstörungen veröffentlicht (z. B. Hudson et al. 2007; Nicholls et al. 2010; Walsh et al. 2009; Westen et al. 2001). Bei der Untersuchung der bei PatientInnen mit Essstörungen häufig zu beobachtenden deutlichen Persönlichkeitsakzentuierungen wurde zudem festgestellt, dass eine Gruppe der PatientInnen nach den gängigen Klassifikationen nicht richtig diagnoziert werden könne. Hierbei handelte es sich um PatientInnen, die ein hohes Funktionsniveau und einen selbstkritischen Umgang zeigten, welche nach den gängigen Klassifikationssystemen mit jenen, die einen gestörten, wenig flexiblen sowie vermeidenden Persönlichkeitsstil aufwiesen, aufgrund der Kriterien der ICD-10 und DSM-IV zusammengefasst werden (Westen und Harnden-Fischer 2001).

Außerdem wurde bei einem nicht unerheblichen Anteil der PatientInnen in Langzeitstudien ein Wechsel der nach den Kriterien zutreffenden Diagnose der Essstörung festgestellt (z. B. Eddy et al. 2008; Fichter und Quadflieg 1997). Die Berücksichtigung der häufigen Akzentuierung der Persönlichkeit bei PatientInnen mit Anorexia nervosa könnte dementsprechend vielleicht zu höherer Spezifität der diagnostischen Kriterien für Essstörungen beitragen.

Insbesondere die Kritik an dem diagnostischen Kriterium der Amenorhoe und der große Anteil als atypisch diagnozierten Störungen haben wohl dazu geführt, dass im kürzlich erschienenen DSM-5 auf die letzten beiden diagnostischen Kriterien verzichtet wurde, also nur noch drei Kriterien für die Diagnose einer Anorexia nervosa erforderlich sind. Außerdem sind einige weitere Subtypen der Anorexia nervosa aufgeführt wurden, um die Überzahl atypischer Störungen zu verringern (Hoek 2013).

1.5 Behandlung der Anorexia nervosa

Übereinstimmend wird in der Literatur eine ambulante gegenüber einer stationären Behandlung der PatientInnen mit Anorexia nervosa befürwortet. Bei einer stationären Behandlung ist immer auch zu berücksichtigen, dass die PatientInnen aus ihrem alltäglichen Umfeld herausgenommen sind. Eine stationäre Behandlung ist dennoch unter bestimmten Bedingungen zu empfehlen und sollte bevorzugt im Rahmen einer Krisenintervention stattfinden. Wenn auch die nach dem hier dargestellten Konzept behandelten PatientInnen innerhalb einer Krise behandelt werden, geht die Behandlung hinsichtlich des zeitlichen Rahmens über die mit diesem Begriff gemeinhin verbundene Dauer weit hinaus, aber so geht auch die vorausgegangene »Krise« über das mit diesem Begriff verbundene zeitliche Ausmaß weit hinaus.

Die S3-Leitlinie der AWMF empfiehlt eine stationäre Behandlung u. a. bei raschem Gewichtsverlust, gravierendem Untergewicht (BMI < 15 kg/m²), erfolgloser ambulanter Behandlung, den Gesundungsprozess behindernden sozialen oder familiären Einflussfaktoren, ausgeprägter psychischer Komorbidität, schwerer bulimischer Symptomatik oder exzessivem Bewegungsdrang, körperlicher Gefährdung oder Komplikationen sowie geringer Krankheitseinsicht (Diagnostik und Therapie der Essstörungen, S3-Leitlinie der AWMF, 2010, S. 83).

Ebenso wird nach S3-Leitlinie als Ziel, insbesondere bei stationärer Behandlung eine körperliche Stabilisierung und damit ausreichende Gewichtszunahme empfohlen. Als Ziel eines bei einer stationären Behandlung zu erreichenden Gewichtes wird ein BMI von 18–20 kg/m² empfohlen. Es wird auch darauf hingewiesen, dass dies unter Berücksichtigung der empfohlenen wöchentlichen Gewichtszunahme von 500–1000 g eine Behandlungsdauer von mehrere Monaten erfordern kann (Diagnostik und Therapie der Essstörungen, S3-Leitlinie der AWMF, 2010, S. 98 und S. 100–101E).

1.5.1 Psychotherapie der Anorexia nervosa

Hinsichtlich der Behandlung und besonders der psychotherapeutischen Behandlung ist eine weitere wichtige Differenzierung zu beachten. Während eine medikamentöse Behandlung von Jugendlichen gegenüber der Behandlung von Erwachsenen sehr ähnlich ist, finden sich in Bezug auf die Psychotherapie deutlichere Unterschiede. Dies folgt aus der unterschiedlichen Lebenssituation, aber auch aus den diesen Lebenssituationen angepassten unterschiedlichen Umgangsformen der Betroffenen mit sich selbst. Außerdem sind Erwachsene mit

Essstörungen ja in der Regel auch länger erkrankt, da sich die Essstörung bereits im Jugendalter manifestierte.

Die meisten Untersuchungen zur Anwendung psychotherapeutischer Verfahren liegen für Jugendliche mit Anorexia nervosa vor, wie auch störungsspezifische Behandlungsangebote für Jugendliche häufiger sind. Dennoch werden zunehmend Therapieverfahren an die Bedürfnisse und Erfordernisse von Erwachsenen angepasst bzw. neu entwickelt. Im Folgenden soll besonders auf Therapieverfahren für Erwachsene eingegangen werden, da die PatientInnen, welche nach dem hier dargestellten Konzept behandelt werden, alle das 18. Lebensjahr vollendet haben. Auch kann hier keine umfassende Darstellung gegeben werden, so haben wir uns auf die Erwähnung einiger aktueller Entwicklungen beschränkt.

Eine eher psychoedukative Form der Behandlung stellt die Ernährungstherapie dar. Was darunter zu verstehen ist gerade in Bezug auf die Essstörungen, ist bei Reiter und Graves umfassend ausgeführt. Der Ernährungstherapeut geht, wie im Review der genannten Autoren dargestellt, auf verschiedene Aspekte der Nahrungsaufnahme wie etwa die Geschwindigkeit beim Essen, die Auswahl der Zutaten und die Zusammenstellung der Mahlzeiten (z. B. Verzicht auf das Bewältigen von Hungergefühlen durch Trinken von Essig), aber auch auf übermäßige Aktivität und die Zahnpflege sowie kompensatorische Verhaltensweisen wie etwa das Erbrechen etc. ein (Reiter et al. 2010).

Die höchste Evidenz findet sich für die kognitive Verhaltenstherapie und die Interpersonelle Therapie. Kass und Mitarbeiter (2013) berichteten, dass die kognitive Verhaltenstherapie (kVT) sich durch Eingehen auf die störungsspezifischen Kognitionen und das maladaptive Verhalten besonders für die Behandlung von PatientInnen mit Essstörungen eigne, während die Interpersonelle Psychotherapie (IPT) sich durch Eingehen auf zwischenmenschliche Schwierigkeiten auszeichnet (Kaas et al. 2013). Beide Verfahren zeigten etwa gleiche Wirksamkeit bei Erwachsenen mit Anorexia nervosa, wobei bei etwa der Hälfte der PatientInnen ein gutes Outcome, im Follow-up eine Überlegenheit der IPT hinsichtlich des Outcome gegenüber der kVT festgestellt wurde (Carter et al. 2011).

Lock und Fitzpatrick (2009) führten in einem Review noch weitere Verfahren an wie die psychodynamische Psychotherapie, die entwicklungsorientierte Individualtherapie, dialektisch behaviorale Therapie sowie Familientherapie. Zur familienbasierten Behandlung der Anorexia nervosa (FBT-AN) berichteten sie, dass hierfür meist zwischen sechs und zwölf Monaten mit zehn bis 20 einstündigen Familiensitzungen veranschlagt werden. Es wird die Gewichtszunahme in jeder Sitzung fokussiert. Der Therapeut nehme auch an Mahlzeiten mit der ganzen Familie teil, um den Kommunikationsstil kennenzulernen. Auch werden in fortgeschrittenem Stadium der Therapie, wenn das Körpergewicht der PatientInnen wiederhergestellt ist, Heranwachsen, Autonomie und soziale Identität sowie Intimität vom Therapeuten thematisiert. Die Individualtherapie (AFP) für PatientInnen mit Anorexia nervosa fokussiert im Kontrast zur FBT psychologische Defizite der Betroffenen. Das Ziel der Behandlung ist den PatientInnen zu helfen, einen mehr konstruktiven Stil der Bewältigung ihrer Probleme zu finden. Hierzu wird daran gearbeitet, negative Gefühle besser identifizieren zu können, um so zu einer Möglichkeit größerer Toleranz ihnen gegenüber zu gelangen. Eine bedeutende Intervention kann es sein, die Risiken und Vorteile der Anorexia nervosa direkt zu benennen, etwa mit der Aufforderung die Anorexia nervosa zu externalisieren, um den PatientInnen zu ermöglichen, sich separat von der Krankheit sehen zu können (Lock et al. 2009)

Kürzlich wurde das Maudsley Model of Treatment for Adults with Anorexia Nervosa (MANTRA) entwickelt. Hierbei wird der durch kognitive Rigidität und die Aufmerksamkeit für Details charakterisierte Stil der Verarbeitung von Informationen, die Beeinträchtigung der sozio-emotionalen Domäne, der Glauben der Betroffenen an den Nutzen der Anorexia nervosa in ihrem Leben und die emotionale Reaktion der Angehörigen, oft im Sinne von »high expressed emotions«, berücksichtigt. Die Therapie wird im Sinne eines motivationalen Interviews durchgeführt. Eine erste Evaluation hinsichtlich des Outcome bei ambulanten PatientInnen nach dem MANTRA zeigte allerdings gegenüber einem spezialisierten klinischen Management zunächst keine Überlegenheit dieses Verfahrens (Schmidt et al. 2012).

1.5.2 Medikamentöse Behandlung der Anorexia nervosa

Antidepressiva werden häufig eingesetzt zur Behandlung von depressiven Verstimmungen bei der Anorexia nervosa. Allerdings stellten Claudino et al. bei der Auswertung der Ergebnisse von sieben Studien im Rahmen eines Cochrane-Reviews zur Behandlung mit Antidepressiva fest, dass aufgrund methodologischer Schwierigkeiten dieser Studien (kleine Fallzahl etc.) kaum Aussagen möglich seien (Claudino et al. 2006; Mischoulon et al. 2011). Für die medikamentöse Behandlung bei depressiver Symptomatik (allerdings nur bei Bulimia nervosa) ist derzeit allein Fluoxetin zugelassen, welches die beste antidepressive Wirksamkeit in einer Dosierung von 60 mg pro Tag gezeigt hat (Jackson et al. 2010). Interessanterweise gibt es Hinweise darauf, dass eine antidepressive Behandlung von anorektischen Patientinnen mit Mirtazapin Auswirkungen auf die im Speichel gemessene Konzentration von Cortisol hat. So berichteten Schüle und Mitarbeiter, dass sie fünf Patientinnen mit Anorexia nervosa im Laufe des Refeeding über drei Wochen mit Mirtazapin bis 45 mg/d behandelt haben. Dies hatte zunächst keine Auswirkungen auf die depressive Symptomatik nach Scores des HAMD-21, aber es fand sich eine abnehmende Konzentration von Cortisol, das regelmäßig mit Hilfe von Salivetten bestimmt wurde (Schüle et al. 2006). Mondelli et al. untersuchten die Sekretion von adrenocorticotropem Hormon (ACTH), Cortisol, Prolactin und Wachstumshormon, während einer Infusion mit Citalopram. Die Ergebnisse zeigten, dass die Sekretion von Cortisol nur in der Kontrollgruppe während der Infusion anstieg (Mondelli et al. 2006). Inwieweit eine solche Behandlung Auswirkungen auf die Hormonachsen hat, lässt sich allerdings aufgrund dieser kleinen Studien nicht sagen.

Atypische Antipsychotika, vor allem Olanzapin und Quetiapin, werden ebenfalls häufig zur Behandlung bei der Anorexia nervosa eingesetzt. Bei einer achtwöchigen Behandlung von 23 PatientInnen mit Olanzapin konnte zwar eine deutliche Steigerung des Körpergewichts, aber keine Wirkung auf die psychische Symptomatik festgestellt werden (Attia et al. 2011). Eine frühere Studie zur Behandlung mit Olanzapin bei Anorexia nervosa ergab allerdings nicht nur einen signifikanten Unterschied hinsichtlich der Steigerung des Körpergewichts, sondern auch in Bezug auf die Zwangssymptomatik (Bissada et al. 2008; Court et al. 2010b). Auch Brambilla und Mitarbeiter fanden eine Steigerung des Körpergewichts sowie Auswirkungen auf bestimmte Aspekte der Störung wie Aggressivität, depressive und Zwangssymptomatik bei Behandlung mit Olanzapin (Brambilla et al. 2007). Bei der Behandlung der Anorexia nervosa mit Quetiapin fanden Court et al. positive Auswirkungen sowohl auf die Psychopathologie als auch das Körpergewicht (Court et al. 2010b). Powers et al. stellten ebenfalls einen Rückgang von Angst, depressiver und Zwangs- sowie allgemeiner störungsspezifischer Symptomatik, keine Auswirkung allerdings auf das Körpergewicht bei der Behandlung mit Quetiapin fest (Powers et al. 2002).

Alle diese Studien wurden mit einer nur geringen Fallzahl und in meist offenem Design durchgeführt. Sie zeigen übereinstimmend bisher keine überzeugenden Ergebnisse bei der medikamentösen Behandlung der Anorexia nervosa. Vielmehr wird immer wieder vor dem Risiko von unerwünschten Wirkungen gewarnt. Dennoch nimmt etwa die Hälfte aller PatientInnen mit Anorexia nervosa Psychopharmaka ein. Fazeli et al. berichteten, dass sich in den 13 Jahren zwischen 1997 und 2009 der Einsatz von atypischen Antipsychotika bei den von ihnen untersuchten über 500 PatientInnen mit Anorexia nervosa verdoppelt habe, während der Einsatz von Antidepressiva sich hinsichtlich der Einnahmehäufigkeit nicht verändert habe, obwohl bisher wenig Nutzen einer medikamentösen Behandlung gezeigt werden konnte (Fazeli et al. 2012).

1.5.3 Refeeding

Wie aus den vorangestellten Bemerkungen zur stationären Behandlung von PatientInnen mit Anorexia nervosa hervorgeht, handelt es sich dabei um eine Behandlung, die mit dem Ziel der Wiederherstellung des Körpergewichts verbunden ist, wenn die Behandlung nicht als eine Krisenintervention bei komorbid zur Anorexia nervosa bestehender Symptomatik geplant ist. So sollten anorektische PatientInnen mit emotional-instabiler Persönlichkeitsakzentuierung natürlich auch bei Druck zur Selbstverletzung stationär im Rahmen einer Krisenintervention behandelt werden. Die Wiederherstellung des Körpergewichts allerdings ist immer mit einem Refeeding verbunden.

Es gibt unterschiedliche Vorgehensweisen, ein solches Refeeding durchzuführen (siehe auch Rückblick und Ausblick). Das Spektrum reicht hier von der störungsspezifischen psychotherapeutischen Behandlung mit etwa Erstellen von Essplänen bis zu einer parenteralen intensivmedizinischen oder wie in dem hier dargestellten Behandlungskonzepts durchgeführten enteralen Ernährung mit hochkalorischer Kost über eine Sonde.

Ein Plan zum oralen Refeeding in einem strikt verhaltenstherapeutischen Programm ist bei dieser Behandlungsweise die erste Wahl, da die Methode sicherer und therapeutischer ist als eine enterale oder parenterale Methode. Als Gründe, von einem oralen Refeeding abzusehen, werden eine erfolglose Behandlung mit diätetischen Plänen, ein lebensbedrohlicher Gewichtsverlust und eine Verschlechterung des psychischen Zustands trotz herkömmlicher Behandlungsmethoden angegeben. Übereinstimmend wird eine Zunahme des Körpergewichts innerhalb eines Refeeding um mehr als zwei bis drei Pfund pro Woche als nicht sinnvoll und mit einem erhöhten Risiko gefährlicher Nebenwirkungen bezeichnet. Dabei sollte ein langsamer Beginn des Refeeding mit etwa 500 kcal pro Tag und eine langsame Steigerung berücksichtigt werden (Marzola et al. 2013; Mehler et al. 2013). Auch wurde versucht die Kalorienmenge zu berechnen, die für die Zunahme von 1 kg Körpergewicht notwendig ist. Inwiefern eine genaue Berechnung überhaupt möglich ist, erscheint unter Berücksichtigung des bei einem Refeeding steigenden Energiebedarfs unklar.

Häufig treten bei einem Refeeding Ödeme auf, besonders im Bereich der Unterschenkel und Sprunggelenke. Auch eine Obstipation, die aufgrund einer Gastroparese wegen der langen Unterernährung besteht, wird meist verstärkt. So findet sich bei der sonographischen Untersuchung des Magens vor Anlage der PEG bei den PatientInnen, die nach dem hier beschriebenen Konzept behandelt werden, meist ein Rückstau, sprich Speisereste im Magen, die zunächst einmal eine medikamentös unterstützte Entleerung des Magens erforderlich machen, bevor die Sonde angelegt werden kann. Aber es kann auch zu schweren Komplikationen kommen, einer pontinen Myelinolyse mit folgender neurologischer Symptomatik, einer Wernicke-Enzephalopathie oder dem sogenannten refeeding syndrome.

Zu einer pontinen Myelinolyse kann es bei rasch fallendem Natriumspiegel kommen. Eine Wernicke-Enzephalopathie mit unter Umständen akut auftretenden Augenbewegungsstörungen, Ataxie und Dysarthrie hängt mit einem gesteigerten Vitaminbedarf während des Refeeding zusammen, insbesondere des Bedarfs an Thiamin. Diesem Syndrom kann durch Substitution mit Vitaminen vorgebeugt werden. Sollte es zu einer solchen Schädigung des Gehirns gekommen sein, hat sich die hochdosierte Gabe von Vitaminen, u. U. sogar parenteral bewährt, woraufhin eine akut aufgetretene Symptomatik im Allgemeinen wieder remittiert.

Folgende Risikofaktoren führt die NICE-Guideline (2004) hinsichtlich des Vorkommens eines refeeding syndromes an:

1. Bei Vorhandensein von einem der folgenden Faktoren: BMI $< 16 \, kg/m^2$; unbeabsichtigter Gewichtsverlust von $>15\,\%$ in den letzten 3 bis 6 Monaten; wenig oder keine Nahrungsaufnahme für > 10 Tage; niedrige Spiegel für Kalium, Phosphat oder Magnesium vor dem Refeeding;
2. oder Vorhandensein von zwei der folgenden Faktoren: BMI $< 18,5 kg/m^2$; unbeabsichtigter Gewichtsverlust von $> 10\,\%$ in den letzten 3–6 Monaten; wenig oder keine Nahrungsaufnahme für > 5 Tage; Missbrauch von Alkohol oder Drogen, einschließlich Insulin, Chemotherapie, Antazida oder Diuretika (nach Mehler et al. 2010).

Patrick fand bereits, dass bei extremer Mangelernährung und gleichzeitigem Vorkommen einer erniedrigten Konzentration von Glucose sowie einer erniedrigten Konzentration von Phosphat, das Risiko lebensgefährlicher Stoffwechselreaktionen hoch ist (Patrick 1977). Die Sekretion von Insulin und seine Wirkungen wurden als die »Schlüssel« zu stoffwechselbedingten Stressoren und Veränderungen beim Refeeding mangelernährter Patienten beschrieben. Während des Hungerns verringert sich die Konzentration von Insulin und der Spiegel von Glukagon steigt mit dem Ergebnis, dass es zu einer raschen Umsetzung von Glykogenspeichern in Muskeln und Leber kommt, um Glucose zu gewinnen. Um bei einem Refeeding Blutzucker- und dadurch hervorgerufene Insulinspitzen, die wiederum mit einer postprandialen Hypoglykämie verbunden sind, zu vermeiden, kann ein kontinuierliches Refeeding mit einer Sonde von Vorteil sein. Bei erniedrigter Konzentration von Phosphat wurde beschrieben, dass es zu körperlicher Schwäche, Herzrhythmusstörungen und -stillstand kommen kann. Diese Symptome charakterisieren das Refeeding-Syndrom. Ein hohes Risiko besteht offenbar, wenn die Konzentration des Phosphats unter 1,0 mg/dl beträgt (Kohn et al. 2011). Ein refeeding-syndrome wird vor allem mit einem besonders aggressiven Refeeding, mit Gewichtszunahmen über die empfohlene Menge hinaus in Zusammenhang gebracht. Allerdings fanden O´Connor und Nicholls in einem Review zu Hypophosphatämie und Refeeding-Syndrom eher einen Zusammenhang mit dem Schweregrad der Mangelernährung und dem Auftreten einer Hypophosphatämie bei Refeeding als mit der Menge der verabreichten Nahrung (O'Connor und Nicholls 2013).

1.5.4 Andere Behandlungen

Zur Behandlung der Anorexia nervosa wurden auch weitere Substanzen und apparative Verfahren in Pilotstudien untersucht. So berichteten Andries und Mitarbeiter von einer prospektiven, randomisierten, doppelblinden und kontrollierten Studie mit cross-over, in der das synthetische Cannabinoid Dronabinol als add-on bei PatientInnen mit schwerer und langwieriger Anorexia nervosa gegeben wurde. Die Ergebnisse zeigten wie bei den oben genannten Studien mit Atypika einen gering-positiven Effekt hinsichtlich der Zunahme an Körpergewicht. Allerdings war kein signifikanter Unterschied bei der Auswertung der Untersuchung in Bezug auf den Score des Eating Disorder Inventory-2 (EDI-2) festzustellen, während Dronabinol allgemein gut vertragen worden sei (Andries et al. 2013).

Van den Eynde et al. untersuchten in einer weiteren Pilotstudie die Wirkung der repetitiven transkraniellen Magnetstimulation (rTMS) bei zehn PatientInnen mit Anorexia nervosa. Die Ergebnisse zeigten, dass die Behandlung mit rTMS das Völlegefühl und das Gefühl, zu dick zu sein, sowie Gefühle der Angst reduzierte und insgesamt ebenfalls gut verträglich war. So schlossen die Autoren, dass diese Behandlung die Kernsymptomatik beeinflussen könne (Van den Eynde et al. 2013). Den möglichen Nutzen der tiefen Hirnstimulation (DBS) diskutierten Oudijn et al. in einem Review und gaben einen Überblick über die wenigen PatientInnen mit Essstörung, bei denen dieses Verfahren bisher angewandt wurde. Die Autoren kommen zu dem Schluss, dass die Stimulation des Nucleus accumbens und einiger anderen Hirnregionen, die mit dem sogenannten Belohnungssystem in Verbindung stehen, bei der Behandlung von PatientInnen mit einem chronischen Verlauf der Anorexia nervosa erfolgversprechend sein könnte (Oudijn et al. 2013).

2 Rückblick und Ausblick

2.1 Bisherige Ergebnisse

Mit dem hier dargestellten Behandlungskonzept soll dem Zustand der extremen Unterernährung und vitalen Gefährdung der PatientInnen, der Komplexität der Anorexia nervosa mit vielfältigen psychischen und somatischen Komorbiditäten sowie Komplikationen Rechnung getragen werden. Entsprechend wurden die einleitend erwähnten Schwerpunkte gewählt (gesetzliche Betreuung und ggfs. richterliche Unterbringung, somatische Ausrichtung mit Anlage einer PEG, Abschluss eines Therapievertrags). Die Behandlung gliedert sich in die Einleitungs-, Behandlungs- und Abschlussphase (im Folgenden einfach Phase I–III genannt).

Die Behandlungen waren in den vergangenen Jahren langwierig. Während Phase I einen überschaubaren Zeitraum von einer bis zwei Wochen in Anspruch nahm, zog sich die Phase II häufig über einige Monate hin, da Komplikationen, Regelverletzungen und Manipulationen auftraten, die eine kontinuierliche Zunahme des Körpergewichts behinderten. Doch selbst wenn ein Verlauf ohne Komplikationen, Regelverletzungen und Manipulationen angenommen wird, muss bei einer Differenz von 16 kg zwischen Gewicht bei Aufnahme und Zielgewicht, wie es oft der Fall ist, mit einer Behandlungsdauer von mindestens 16 Wochen gerechnet werden, da die PatientInnen ja nicht mehr als ein Kilogramm pro Woche zunehmen sollten, um das Risiko von Komplikationen (z. B. einem refeeding-syndrome) geringzuhalten. Auch die Phase III nahm häufig mehr als zwei Wochen in Anspruch.

Eine vorläufige Auswertung hat ergeben, dass von 2000 bis 2011 etwa 80 PatientInnen mit Anorexia nervosa behandelt werden konnten. Die Daten von 53 PatientInnen mit Anorexia nervosa (50 weibliche und 3 männliche PatientInnen) konnten vorläufig ausgewertet werden. Die meisten PatientInnen (n = 42; 79,3 %) wurden mit hochkalorischer Sondenkost über eine PEG zusätzlich zur oralen Nahrungsaufnahme ernährt. 23 PatientInnen (43,4 %) zeigten den restriktiven Subtyp der Anorexia nervosa (im Folgenden ANR), während 30 (56,6 %) den Subtyp mit aktiven Maßnahmen zur Gewichtsreduktion (im Folgenden ANBP) zeigten. Sie hatten ein mittleres Alter von $26,3 \pm 7,3$ Jahren (Angaben in Mittelwert $\pm$ Standardabweichung) und waren seit $9 \pm 6,4$ Jahren erkrankt. Ihre Behandlung nahm nach Mittelwert $141,7 \pm 80,9$ Tage in Anspruch. Der mittlere BMI bei Aufnahme betrug $12,2 \pm 1,3 \mathrm{kg/m^2}$ und der mittlere BMI bei Entlassung bzw. Verlegung $16,4 \pm 1,8 \mathrm{kg/m^2}$. Die meisten dieser PatientInnen wurden in Einrichtungen zur stationären störungsspezifischen Psychotherapie entlassen bzw. verlegt.

In der folgenden Tabelle findet sich eine vergleichende Übersicht der Charakteristika von PatientInnen mit ANR gegenüber denen mit ANBP.

Tab. 1: Übersicht der Charakteristika von PatientInnen mit ANR und ANBP

	ANR	ANBP	P
Patienten (n)	23 (43,4 %)	30 (56,6 %)	
Frauen (n)	21 (87 %)	30 (100 %)	
Alter (Jahre)	24,8 ± 8,3	27,4 ± 6,3	p = 0,2*
Dauer der Erkrkg. (Jahre)	6,3 ± 5,5	11,1 ± 6,3	p = 0,004*
Behandlungstage	109,4 ± 53,4	166,4 ± 90,1	p = 0,006*
BMI bei Aufnahme	11,9 ± 1,4	12,5 ± 1,3	p = 0,09*
BMI bei Entlassung	16,4 ± 1,7	16,4 ± 1,8	p = 0,9*
Psychotrope Medikation bei Entlassung (n)	10 (43,5 %)	20 (66,7 %)	p = 0,09**

Legende: ANR – Anorexia nervosa, restriktiver Subtyp; ANBP – Anorexia nervosa mit aktiven Maßnahmen zur Kontrolle des Körpergewichts (»bingeing/purging«). *students-t-Test, **chi-quadrat Test

Nach allen in Tabelle 1 aufgeführten Merkmalen unterschieden sich die Gruppen der PatientInnen signifikant allein hinsichtlich der Dauer der Erkrankung (p = 0,004) und der Dauer der Behandlung (p < 0,006). Dies könnte einerseits darauf hinweisen, dass PatientInnen mit ANBP aufgrund der Dauer der Erkrankung bis zur Aufnahme schwerer bzw. chronischer erkrankt waren, andererseits könnte dies auch auf einen Unterschied der Symptomatik hinweisen.

Aus diesem Grunde untersuchten wir den Gewichtsverlauf über 20 Wochen nach Aufnahme während der aktuellen Behandlung. Es zeigte sich ein deutlich rascherer Anstieg in der Subgruppe mit restriktiver Anorexia nervosa wie in der Abbildung 1 gezeigt. Dies erhärtete den Verdacht, dass die Symptomatik der PatientInnen mit ANBP allgemein als schwerer anzusehen ist und könnte mit den angewandten störungsspezifischen kompensatorischen Verhaltensweisen (z. B. Erbrechen) zusammenhängen.

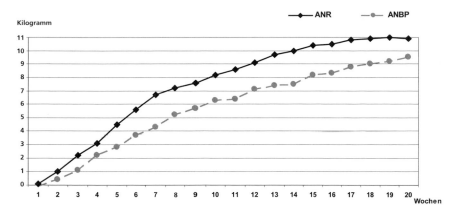

Abb. 1: Gewichtsverlauf über 20 Wochen nach Aufnahme
Legende: Zunahme des Körpergewichts in Kilogramm über 20 Wochen nach
Aufnahme. Für die statistische Auswertung wurde die Last-Observation-Carried-Forward Methode (LOCF) verwendet. Abkürzungen: ANR – Anorexia nervosa restrictive subtype; ANBP – Anorexia nervosa binge/purge subtype.

2.2 Vergleichbare Arbeiten

Bei einer Recherche fanden sich einige Publikationen aus den letzten Jahren zum Refeeding mit hochkalorischer Kost bei PatientInnen mit Anorexia nervosa, in denen vor allem retrospektiv vergleichbare Programme dargestellt werden (Diamanti et al. 2008; Gaudiani et al. 2012; Gentile et al. 2010; Imbierowicz et al. 2002; Rigaud et al. 2007; Rigaud et al. 2010; Robb et al. 2002; Zuercher et al. 2003). Daneben findet sich eine prospektiv und randomisiert durchgeführte Studie, in der eine Gruppe, die hochkalorische Kost über eine Nasensonde und oral erhielt, mit einer Gruppe verglichen wurde, die hochkalorische Kost nur oral erhielt (Rigaud et al. 2007). In den Arbeiten wird das Outcome hinsichtlich Rezidiv oder Komplikationen dargestellt, allein Rigaud et al. (2010) verglichen das Outcome zweier Gruppen, von denen eine natriumarme Diät erhielt. In sechs der acht Arbeiten wird von der Verwendung von Nasensonden berichtet. Während Imbierowicz und Mitarbeiter (2002) zwei Gruppen verglichen, die nur orale Nahrung zu sich nahmen und von denen eine zusätzlich hochkalorische Kost bekam, untersuchten Diamanti et al. (2008) das Outcome bei zusätzlich parenteraler Ernährung versus allein oraler Nahrungsaufnahme. In zwei Arbeiten wurden nur adoleszente PatientInnen eingeschlossen (Diamanti et al. 2008; Robb et al. 2002). Das Refeeding in den einzelnen Gruppen der Studien war mit zwischen 15,6 Tagen (Diamanti et al. 2008; Gruppe mit allein oraler Nahrungsaufnahme) und 12,3 ± 1,9 Wochen (Imbierowicz et al. 2002; Gruppe mit Refeeding allein durch orale Ernährung mit Normalkost) sehr

35

Tab. 2: Studien zum »Refeeding« mit hochkalorischer Kost bei Anorexia nervosa

Studie	Design	Zielkriterium	Refeeding	Anzahl	Alter	Dauer	Gewicht (Aufn.)	Gewicht (Entl.)
Imbierowicz et al. 2002	retrospektiv	Outcome	hK oral / hK oral	n=29 / n=29	24,8±5,9 / 23,7±5,0	10,7±4,8 Wo. / 12,3±1,9 Wo.	14,5±1,3** / 14,6±1,4**	17,0±1,5** / 15,7±1,7**
Robb et al. 2002	retrospektiv	Outcome	NS+hK oral / hK oral	n=52 / n=48	14,8±1,9 / 15,0±1,8	22,3±13,5 T. / 22,1±9,4 T.	41,1±4,7* / 42,5±7,6*	46,5±5,1* / 44,8±7,4*
Zuercher et al. 2003	retrospektiv	Outcome (psych. Veränderungen, Zufriedenheit, Komplikationen)	NS+hK oral / hK oral	n=155 / n=226	25,7±9,6 / 25,2±8,4	60,8±17,3 T. / 48,3±19,4 T.	38,0±5,5* / 42,1±5,4*	46,1±6,5* / 47,8±6,2*
Rigaud et al. 2007	prospektiv, randomisiert	Outcome	NS+oral / Oral	n=41 / n=40	22,5±4,5 / 24,2±3,8	56 T. / 56 T.	34,0±3,9* / 34,7±4,3*	44,4±4,5* / 41,5±4,6*
Diamanti et al. 2008	retrospektiv	Outcome	parent. + oral / oral	n=104 / n=94	14,9±1,4 / 15,2±1,0	30,7 T. / 15,6 T.	36,3±0,5* / 41,0±0,6*	39,6±0,5* / 41,5±0,7*
Gentile et al. 2010	retrospektiv	Outcome (Nebenwirkungen)	NS+oral	n=33	22,8±7,6	60 T.	29,1±3,2*	34,5±3,3*
Gaudiani et al. 2010	retrospektiv	Prädiktoren für Komplikationen	Oral	n=25	26±7	19 T.	13,1**	14,4**
Rigaud et al. 2010	retrospektiv	Normale Kost natriumarme Diät	NS+oral / NS+oral	n=42 / n=176	22,1±4,2 / 23,3±5,1	8 Wo.	36,6±4,3* / 36,0±3,8*	44,2±3,1* / 43,6±2,2*

Legende: NS – Nasensonde; hK – hochkalorische Kost; nK – normale Kost; Wo. – Wochen; T – Tage; Gewichtsangaben in kg * und in BMI **; Angaben in Mittelwert ± Standardabweichung.

unterschiedlich lang. Deutliche Unterschiede weist auch das Körpergewicht vor und nach Refeeding in den Arbeiten auf. Hinsichtlich des Gewichts bzw. der Zunahme durch Ernährung mit hochkalorischer Kost sowie der Differenz des Gewichts zwischen Aufnahme und Entlassung erscheinen drei Arbeiten vergleichbar mit den oben dargestellten eigenen Ergebnissen (Diamanti et al. 2008; Imbierowicz et al. 2002; Robb et al. 2002). In diese drei Studien wurden allein erwachsene PatientInnen eingeschlossen. Allerdings weist die Dauer des Beobachtungszeitraumes wieder erhebliche Unterschiede mit einer Länge zwischen 56 Tagen (Rigaud et al. 2007) und $12,3 \pm 1,9$ Wochen (Imbierowicz et al. 2002; Gruppe mit Refeeding allein durch orale Ernährung mit Normalkost) auf. Hervorzuheben ist, dass allein Rigaud et al. (2007) ein Follow-up nach drei und zwölf Monaten durchführten. Dabei zeigte sich, dass die Dauer bis zu einem Rezidiv in der Gruppe mit zusätzlicher Ernährung durch eine Nasensonde mit $34,3 \pm 8,2$ versus $26,8 \pm 7,5$ Wochen signifikant länger war ($p < 0,05$). Aber auch Gentile und Mitarbeiter (2010) berichteten, dass 29 von 33 PatientInnen, deren Verlauf von ihnen untersucht wurde und die nach Erreichen eines BMI von $13,5 \pm 1\,kg/m^2$ die stationär begonnene Behandlung ambulant fortsetzten. Sie erreichten schließlich einen BMI von $18,4 \pm 2,3\,kg/m^2$ (Born et al. 2015).

Insgesamt zeigt sich eine deutliche Heterogenität hinsichtlich Methodik und Ergebnissen der angeführten Arbeiten, wenn auch übereinstimmend von einer guten Akzeptanz der Sonden sowie einem besseren kurzfristigen Outcome, in Bezug auf Ernährungsstatus als auch Komplikationen mit zusätzlicher Sondenernährung berichtet wird. Allerdings wurde in keiner dieser Studien die hochkalorische Ernährung mit Hilfe einer PEG durchgeführt, wie in dem hier beschriebenen Behandlungskonzept vorgesehen. Auch weist die Gruppe, der in unserer Klinik behandelten PatientInnen neben den Arbeiten von Gentile et al. (2010) und Gaudiani et al. (2010) den niedrigsten BMI bzw. das niedrigste Körpergewicht vor Refeeding und damit einhergehend die deutlichste Differenz zum BMI bzw. Körpergewicht vor und nach dem Refeeding auf (Born et al. 2015). Ein weiterer Unterschied zu dem hier dargestellten Konzept findet sich in den meisten Programmen hinsichtlich einer psychotherapeutischen Unterstützung, die in unserem Behandlungskonzept je nach Körpergewicht in ihrem Ausmaß bzw. ihrer Zielsetzung deutlich abgestuft ist und mit regelrechten therapeutischen Sitzungen erst bei deutlich fortgeschrittener Gewichtszunahme begonnen wird.

Neben dem Refeeding mit Unterstützung durch eine Sonde gibt es auch Berichte über eine medikamentöse Unterstützung. So werteten z. B. Powers und Mitarbeiter Daten einer offenen Studie hinsichtlich der Gewichtszunahme von PatientInnen mit Anorexia nervosa unter Behandlung mit Olanzapin 10 mg pro Tag aus. Es wurden 18 PatientInnen eingeschlossen und über zehn Wochen behandelt. Vier PatientInnen schlossen die Studie nicht ab. Die Gewichtszunahme derjenigen, die die Studie abschlossen, betrug nach Mittelwert 5,75 lb (entsprechend etwa 2,7 kg; Ergänzung der Autoren) (Powers et al. 2002).

3   Ein psychiatrisches Behandlungskonzept mit somatischem Schwerpunkt

Das in den letzten Jahren an der Klinik für Psychiatrie und Psychotherapie der Ludwig Maximilians-Universität München entwickelte Konzept ist speziell für die Behandlung extrem untergewichtiger PatientInnen mit Anorexia nervosa konzipiert (BMI bei Aufnahme < 13 kg/m²). Es orientiert sich einerseits an der übereinstimmenden Forderung nach Wiederherstellung des Körpergewichts und berücksichtigt andererseits den damit verbundenen lebensbedrohlichen Zustand, in dem sich die PatientInnen aufgrund der Erkrankung befinden. Es unterscheidet sich von vielen anderen Konzepten durch den somatischen Schwerpunkt mit Anlage einer perkutanen Magensonde zur Unterstützung der oralen Nahrungsaufnahme mit hochkalorischer Sondenkost. Auf diese Weise ist das Konzept vor allem auf das Refeeding, die Wiederherstellung des Körpergewichts und weniger auf die Änderung des Essverhaltens ausgerichtet. Eine Veränderung des Essverhaltens ist bei einigen PatientInnen in den letzten Jahren spontan eingetreten, insbesondere wenn psychotische Ängste oder überwertige Ideen bei Erreichen eines bestimmten Ernährungszustands plötzlich in den Hintergrund traten, meist jedoch ist die Behandlung mit dem Ziel einer Änderung des Essverhaltens erst in der Fortsetzung in einem anderen Setting möglich.

Klinische Erfahrung hat gezeigt, dass die PatientInnen häufig nur noch sehr eingeschränkt in der Lage sind, psychotherapeutische Verfahren zu erlernen und anzuwenden. Ihre Gedanken »kreisen« oft nur noch um wenige, aber sehr stark empfundene Ängste und Sorgen, vor allem wenn diese die Form eines psychosenahen Erlebens, überwertiger Ideen angenommen haben (z. B. unheilbar körperlich erkrankt zu sein). Häufig haben sich die PatientInnen vor der Aufnahme in unsere Klinik für eine psychotherapeutische Behandlung in einer auf die Behandlung von Essstörungen spezialisierten Klinik entschieden und werden erst nach einem dort erfolgten Behandlungsversuch überwiesen, wenn dieser nach angemessener Zeit keinen Erfolg zeigt.

Bei der Anorexia nervosa handelt es sich um eine sehr komplexe und vielgestaltige psychische Erkrankung, wie oben dargestellt. Diese Komplexität zeigt sich durch vielfache psychiatrische und somatische komorbide Konstellationen und eine ausgedehnte Diskussion hinsichtlich der diagnostischen Klassifikation, die etwa bisher nicht wie bei anderen Diagnosen die Fähigkeit zur Wahrnehmung bzw. Einschränkung sozialer Funktionen einbezieht. So gingen Laakmann et al. (2006) davon aus, dass Schweregrad der Symptomatik und Krankheitsverlauf für die Behandlung und Beurteilung der Prognose der PatientInnen mit Anorexia nervosa von enormer Bedeutung seien. Aus diesem Grunde ist von einer Konsensusgruppe des bayerischen Staatsministeriums für Gesundheit, Ernährung und Verbraucherschutz neben den drei unterschiedlichen Formen der Anorexia nervosa die Gruppe der vital gefährdeten anorektischen PatientInnen mit schwerstem Krankheitsverlauf eingeführt worden.

Es ergaben sich folgende Gruppen:

1. **Leichter Krankheitsverlauf,** ambulante Behandlung ausreichend;
2. **Mittelschwerer Krankheitsverlauf,** stationäre oder tagklinische Behandlungseinleitung und anschließend ambulante Behandlung;
3. **Schwerer Krankheitsverlauf,** mehrfach stationäre Behandlungen im Wechsel mit ambulanten Behandlungen, Behandlung in therapeutischen Wohngemeinschaften sowie akute Behandlungen in psychiatrisch-medizinischen Kliniken; längerer Krankheits- und Behandlungsverlauf;
4. **Schwerster Krankheitsverlauf** mit vitaler Gefährdung, Notfallbehandlungen in medizinischen Kliniken oder in psychiatrischen Kliniken (Suizidalität, im juristischen Sinne oft betreuungspflichtig) (Laakmann et al. 2006).

Vor allem die unter 4. aufgeführten Merkmale charakterisieren die PatientInnen, welche nach dem unten dargestellten Konzept behandelt werden. Das Ziel der Behandlung ist das Erreichen eines Körpergewichts entsprechend einem BMI von $17\,kg/m^2$ in der Regel ausgehend, wie oben erwähnt, von einem Körpergewicht entsprechend einem BMI von weniger als $13\,kg/m^2$ sowie im Anschluss die Vermittlung in eine störungsspezifisch psychotherapeutisch ausgerichtete, meist stationäre Weiterbehandlung.

Um das Ziel eines Körpergewichts entsprechend einem BMI von $17\,kg/m^2$ zu erreichen und dabei die Sicherheit der PatientInnen nicht noch mehr durch somatische Komplikationen zu gefährden, wird eine kontinuierliche Zunahme des Gewichts um 700–1000 g pro Woche durch Unterstützung mit hochkalorischer Sondenkost angestrebt. Diese Zunahme des Körpergewichts pro Woche im Rahmen einer stationären Behandlung findet sich in Übereinstimmung mit den Empfehlungen der S3-Leitlinie der AWMF und der NICE-Guideline zur Behandlung von PatientInnen mit Essstörungen (Diagnostik und Therapie der Essstörungen, S3-Leitlinie der AWMF 2010; National Institute of Clinical Excellence 2004).

Ein BMI von $17\,kg/m^2$ entspricht einem »ideal body weight« (IBW) von mehr als 90 % und ist somit nicht mehr im Bereich des die Anorexia nervosa definierenden Gewichts. Es finden sich viele Hinweise, dass bei diesem Körpergewicht physiologische Prozesse hinreichend wiederhergestellt sind und somit die organischen Voraussetzungen vorhanden sind, dass die PatientInnen allein durch orale Nahrungsaufnahme ihr Gewicht halten können und es nicht zu einer erneuten raschen Gewichtsabnahme kommt. Dies wird durch unsere klinische Erfahrung bestätigt. Trotz der weiterhin praktizierten kompensatorischen Verhaltensweisen (z. B. Erbrechen) konnten viele PatientInnen das Körpergewicht halten, während bei einigen jedoch auch die Belastung durch schwerwiegende Lebensereignisse (z. B. Tod eines Familienangehörigen) wieder zu einer deutlichen Abnahme des Körpergewichts und damit zum Rezidiv führten.

Die Schwerpunkte des Behandlungskonzeptes sind:

1. Eine gesetzliche Betreuung und Klärung der Rechtsgrundlage von Aufnahme und Behandlung,
2. die somatische Ausrichtung mit einer mittels perkutaner endoskopischer Gastroenterostomie (PEG) angelegten Sonde,
3. der möglichst individuell ausgearbeitete Therapievertrag.

Der erste Schwerpunkt findet sich in dem Moment der gesetzlichen Betreuung und Klärung der Rechtsgrundlage. Da die hier aufgenommenen PatientInnen meist schon über Jahre erkrankt sind, besteht häufig bereits eine gesetzliche Betreuung zumindest für die Bereiche der Zuführung zur ärztlichen Behandlung sowie der Aufenthaltsbestimmung. Zusätzlich ist manchmal der Antrag auf eine richterliche Unterbringung und damit die Darstellung der besonderen Behandlungsnotwendigkeit erforderlich, da die PatientInnen trotz ihres lebensbedrohlichen Zustandes und eines meist schon langwierigen Verlaufes der Erkrankung der Behandlung nicht zustimmen und zumindest zu Beginn gegen ihren Willen und mit Zwangsmaßnahmen behandelt werden müssen. Auch kann eine starke Ambivalenz der PatientInnen eine Behandlung außerordentlich erschweren und in die Länge ziehen, wenn etwa Behandlungsmaßnahmen täglich diskutiert und aufgeschoben werden müssen. Bei in dieser Situation eingeschränkter Krankheits- und Behandlungseinsicht wird von einer ebenfalls eingeschränkten Geschäftsfähigkeit ausgegangen, so dass die PatientInnen aufgrund der Erkrankung nicht ausreichend für sich sorgen können.

Es wird unter Psychiatern und in der Öffentlichkeit immer wieder diskutiert, inwieweit Zwangsmaßnahmen und eine Behandlung gegen den Willen der PatientInnen erforderlich und vertretbar sind. Hierzu stellten Tan et al. fest, dass es im Allgemeinen nicht der Wille der/des an einer Anorexia nervosa Erkrankten ist, eine Behandlung zu verweigern, um sich zu Tode zu hungern, sondern Tod und Behinderung im Vergleich zur Erkrankung eine mindere Bedeutung für die Betroffenen haben (Tan et al. 2003). Im Rahmen der Schilderung von fünf Patientinnen, die schwer an einer Anorexia nervosa erkrankt waren und von denen vier zu Tode kamen, erwähnten auch Holm und Mitarbeiter, dass der Tod der PatientInnen wahrscheinlich durch Zwangsmaßnahmen hätte verhindert werden können. Sie diskutierten die Anwendung von Zwangsmaßnahmen ebenfalls in der Annahme, dass der Wille der Betroffenen nicht darin bestanden habe, durch das Hungern ihren Tod herbeizuführen (Holm et al. 2012).

Der somatische Schwerpunkt der Behandlung mit Anlage einer mittels perkutaner endoskopischer Gastroenterostomie (im Folgenden PEG) angelegten Sonde zur Unterstützung der oralen Nahrungsaufnahme mit hochkalorischer Sondenkost wurde gewählt, weil die PatientInnen nicht in der Lage sind, durch orale Nahrungsaufnahme entsprechend zuzunehmen. Manche PatientInnen erreichen es zwar meist unter enormen Anstrengungen, einige Kilogramm zuzunehmen, aber niemals bis zum Zielgewicht dieses Konzepts. Diese Sonde bietet gegenüber der oralen Ernährung mit Sondenkost den Vorteil, dass die PatientInnen nicht die Abwehr der oralen Nahrungsaufnahme überwinden müssen, um an Körpergewicht zuzunehmen. Alternativ ist auch an eine transnasale Sonde zu denken. Die transnasale Sonde hat die Nachteile, dass sie erstens die orale Nahrungsaufnahme noch mehr behindert und wesentlich unangenehmer ist. Zweitens sind diese Sonden störungsanfälliger als eine PEG und müssen bei Behandlung über viele Wochen häufig gewechselt werden, wenn sie nicht auch so bereits zusätzliche Läsionen im oberen Gastrointestinaltrakt verursachen.

Der letzte Schwerpunkt des Behandlungskonzepts liegt in dem Abschluss eines Therapievertrags zwischen den PatientInnen und dem therapeutischen Team. Der Therapievertrag ist ein etabliertes Instrument der psychotherapeutischen Behandlung und stellt eine basale verhaltenstherapeutische Intervention dar. Er soll dazu beitragen, die Motivation zur Zunahme des Körpergewichts zu fördern und aufrechtzuerhalten. Erstens äußern viele anorektische PatientInnen von sich aus, eine Zunahme des Körpergewichts erreichen zu wollen, können sich aber mit derzeitigen Strategien und Verhaltensweisen diesem Ziel nicht nähern, weil die Anorexia nervosa zum Beispiel einer Umsetzung kognitiver Inhalte in ein angemessenes Verhalten entgegensteht. Zweitens stellt ein Therapievertrag eine Einigung zwischen den PatientInnen und dem therapeutischen Team dar und damit eine Willensbekundung mit einem gewissen Freiheitsgrad. Somit ermöglicht der Therapievertrag einen Grad der Freiheit bzw. der Freiwilligkeit und steht der gesetzlichen Betreuung und richterlichen Unterbringung in gewisser Weise gegenüber.

3.1 Behandlungsverlauf

Die folgende Darstellung des Behandlungskonzeptes orientiert sich am chronologischen Verlauf. Dieser Verlauf kann in drei Phasen gegliedert werden. Nach der Aufnahme schließt sich die Einleitungsphase an, der die Phase der Behandlung mit vor allem der Zunahme des Körpergewichts folgt. Den Abschluss bildet eine Stabilisierungsphase. Diese Phasen sind anschließend auch mit Phase I bis III bezeichnet.

In der folgenden Darstellung sind diesen Phasen Behandlungsschritte, Maßnahmen und Angebote zugeordnet. Trotz der hier vorgenommenen Zuordnung kommt es im klinischen Alltag auch zu Überlappungen der einzelnen Abschnitte, insbesondere der ihnen zugeordneten Themen. Beispielsweise sind die Ergänzung der Psychotherapie durch reguläre Einzelsitzungen nicht erst mit Erreichen des Zielgewichtes entsprechend einem BMI von $17\,kg/m^2$ vorgesehen. Dennoch haben wir uns entschlossen, sie erst im Abschnitt der Phase III darzustellen, um eine einigermaßen ausgewogene Darstellung zu gewährleisten. So ist mit der

Einteilung der Darstellung, den Überschriften der Kapitel vor allem auf die im Vordergrund stehende Thematik und die Fragestellungen der einzelnen Phasen hingewiesen. Außerdem wurde versucht, die Kapitel so aufzubauen, dass sie sich auch einzeln lesen lassen.

Das Körpergewicht wird mindestens einmal pro Woche, am Montag bestimmt. Wenn allerdings der Verdacht auf Manipulation des Gewichts (etwa durch übermäßige Flüssigkeitsaufnahme) oder andere Gefährdungen besteht, werden die PatientInnen auch häufiger gewogen, um die Risiken frühzeitig erkennen und ihnen begegnen zu können. Auch müssen der ausgedehnten laborchemischen Blutanalyse und dem EKG bei Aufnahme sowie einem EEG regelmäßig weitere laborchemische Blutanalysen und auch Kontrollen der Herzfunktion mittels EKG folgen. Da es zu deutlichen körperlichen Veränderungen im Laufe der Behandlung kommt, sind diese Untersuchungen notwendig. Auch sind die PatientInnen durch die Anwendung störungsspezifischer kompensatorischer Verhaltensweisen (Erbrechen, übermäßige Flüssigkeitsaufnahme etc.) stark gefährdet, so dass besonders zu Zeitpunkten steigender Anspannung (vor dem wöchentlichen Wiegen etc.) Kontrollen der Blutzusammensetzung erfolgen sollten. Im Rahmen eines Refeeding kommt es zudem häufig von einer initial langsamen Herzaktion (Puls < 60/min.) zu einer Tachykardie (> 100/min.). Eine laborchemische Blutanalyse mindestens zweimal wöchentlich sowie mindestens einmal im Monat eine EKG-Kontrolle haben sich bewährt.

3.2   Phase I – Kennenlernen, Mahlzeiten, Klärung weiterer Behandlungsnotwendigkeiten

Die Anmeldung der PatientInnen zur Behandlung erfolgte in den letzten Jahren aus nahezu dem gesamten Bundesgebiet, was mitunter auch eine Schwierigkeit der Behandlung darstellte, wie in Phase III noch näher erläutert wird. Es bestehen mitunter lange Wartezeiten, da nicht genügend Kapazitäten vorhanden sind. Viele PatientInnen wurden auch aus anderen psychotherapeutisch ausgerichteten Einrichtungen und Kliniken übernommen. Nicht nur die dort behandelnden Ärzte hatten von unserer Klinik gehört, sondern auch die PatientInnen, die überwiegend bereits über Jahre erkrankt sind und sich über bestehende Behandlungsmöglichkeiten gut informiert hatten und vor allen Dingen erfahren waren, was ihre Situation betrifft. Die dadurch bedingten Vorurteile wirken sich ebenfalls häufig erschwerend aus.

Die Situation der Ankunft der PatientInnen auf der Station ist allgemein zunächst dadurch charakterisiert, dass sie gebracht oder zumindest begleitet werden; es sind entweder die Eltern und andere nahe Angehörige oder ein Krankentransportdienst. Kaum eine/r der in den letzten Jahren aufgenommenen PatientInnen kam allein zur Aufnahme, wenn auch manche auf eigenen Entschluss und/oder freiwillig zur Behandlung kamen. Wenn nahe Angehörige mit ihren Töchtern oder Söhnen kommen, wird die Station nicht nur von den PatientInnen, sondern auch von den Angehörigen in Augenschein genommen. Dabei ist dann meist auch ein aufklärendes Gespräch mit den Angehörigen notwendig, um auch deren Ängsten und Befürchtungen zu begegnen, die sich oft kaum von denen der PatientInnen unterscheiden. Hierauf wird auch später noch näher einzugehen sein.

Ängste und Befürchtung der PatientInnen beziehen sich auf das Moment der geschützten Station und auf die Allgemeinpsychiatrie im Gegensatz zu einer spezialisierten psychotherapeutisch ausgerichteten Klinik. Mit dem Moment der geschützten Station verbinden die PatientInnen mehr als bei einer spezialisierten Behandlung die Befürchtung vor Freiheits- und Bewegungseinschränkung, Überwachung und Zwang. Dies bedeutet für sie das Aufgeben von der bisher in vielen Bereichen selbstbestimmten Kontrolle und damit Kontrollverlust, insbesondere die Befürchtung bei ritualisierten Verhaltensweisen, die sie bisher verbergen konnten, beobachtet und entdeckt zu werden, was weitere Schamgefühle zur Folge haben würde. Das Moment der Allgemeinpsychiatrie ist für sie verbunden mit schweren psychiatrischen Erkrankungen und erfordert somit das Eingeständnis, entsprechend betroffen zu sein. Dies bedeutet meist eine Änderung des Selbstverständnisses. Die Beschäftigung mit der Bearbeitung dieser Momente prägt meist die ersten Wochen, wenn nicht die gesamte Behandlungsperiode.

Wie bereits angedeutet, wissen viele PatientInnen bereits von der Empfehlung der Anlage einer perkutanen Magensonde. Damit besteht auch die Befürchtung vor unkontrollierter Gewichtszunahme und damit, in einem weiteren für sie zentralen Bereich die Kontrolle zu verlieren sowie diesem Erleben hilflos und ohnmächtig ausgesetzt zu sein. Auch wird nicht selten Furcht vor einem operativen Eingriff und den damit assoziierten Schmerzen geäußert – auf die besondere Empfindlichkeit und Empfindsamkeit hingewiesen.

Während die zuletzt erwähnten Befürchtungen nach Anlage der Sonde und Bewältigung der zunächst auftretenden Schwierigkeiten mit der Sondenkost (Dehnungsschmerzen des Magens, Meteorimus etc.) in den Hintergrund treten, begleiten die Befürchtungen vor Kontrollverlust und die Auseinandersetzung mit dem Selbstverständnis die PatientInnen über den gesamten Behandlungszeitraum und müssen immer wieder bearbeitet werden. Es muss den PatientInnen dabei immer wieder gezeigt werden, dass sie nicht allein gelassen werden, Möglichkeiten bestehen mit der Empfindung von Ohnmacht und Hilflosigkeit umzugehen.

Im Prozess dieser Auseinandersetzungen und beim Umgang mit den Ängsten und Befürchtungen ist immer wieder entweder ein passiv-aggressiver oder ein impulsiv-aggressiver Stil der PatientInnen zu beobachten. Bei erstgenannter Form überlassen sie sich scheinbar der Fremdbestimmung und lehnen die Übernahme von Verantwortung ab, bei letztgenannter Form kann es zu starker Erregung und schweren Vorwürfen bis hin zu selbstverletzendem Verhalten kommen. Bei beiden Umgangsformen zeigen die PatientInnen die deutliche Tendenz zu externalisieren. Hier hat es sich bewährt, die PatientInnen immer wieder darauf aufmerksam zu machen, dass sie das Ziel der Behandlung erreichen können, letztendlich selbstbestimmter leben können als bisher.

3.2.1 Aufnahme und Kennenlernen

In der ersten Woche nach Aufnahme der PatientInnen finden ein gegenseitiges Kennenlernen und die Planung sowie Einleitung der Behandlung statt. In dieser Woche wird die orale Ernährung im Allgemeinen noch nicht mit Sondenkost unterstützt und noch keine PEG angelegt. Allerdings wissen die PatientInnen um die Empfehlung einer solchen Sonde, spätestens nachdem ihnen das Konzept bei Aufnahme dargestellt wurde.

Einige PatientInnen erreichen in dieser Woche allein mit oraler Nahrungsaufnahme das Ziel einer Gewichtszunahme von 700–1000 g. Diese wöchentliche Gewichtszunahme können wenige PatientInnen über einige Zeit beibehalten, was allerdings mit enormer Anstrengung für sie verbunden ist. Nach unserer klinischen Erfahrung können einige PatientInnen das Körpergewicht allein mit oraler Nahrungsaufnahme bis zu einem Schwellenwert steigern, d. h. um einige Kilogramm, bevor es zur Stagnation und meist zu einer erneuten raschen Abnahme des Gewichts kommt. Es ist abzuwägen, ob die von den PatientInnen unternommenen Anstrengungen ihre Kräfte nicht zu sehr beanspruchen oder trotz der Gewichtszunahme die Anlage der Sonde mit Unterstützung der oralen Nahrungsaufnahme weiterhin dringend empfohlen wird.

> **Fallvignette 1:**
> Eine 19-jährige Patientin mit einer Anorexia nervosa vom restriktiven Subtyp wurde mit einem Körpergewicht von 34 kg aufgenommen. Sie kannte das Behandlungskonzept bereits von einem vorherigen Aufenthalt. Sie erreichte eine Gewichtszunahme um etwa sechs Kilogramm (von 34 kg bis etwa 40 kg) aus eigener Kraft innerhalb weniger Wochen.
> Bei Aufnahme konnte sie sich von der Annahme, unheilbar körperlich erkrankt zu sein, weil der Darm keine Nährstoffe mehr resorbieren könne, nicht distanzieren. Allmählich war diese Annahme in den Hintergrund getreten. Bei Erreichen von 40 kg wurde sie durch einen unvermittelt auftretenden Infekt geschwächt und nahm innerhalb von einer Woche wieder 2 kg ab. In der folgenden Woche erreichte sie keine Zunahme des Gewichts mehr. Zudem berichtete sie sofort nach Gewichtsreduktion wieder voller Angst und mit hoher Anspannung, dass sie fühle, wie der Darm keine Nährstoffe mehr resorbieren könne und konnte sich hiervon wiederum nicht distanzieren. Glücklicherweise stimmte sie der Anlage einer PEG sofort zu und erreichte innerhalb der nächsten Wochen das Zielgewicht. Auch die Befürchtung, unheilbar erkrankt zu sein, trat rasch wieder in den Hintergrund.

Meist ist in der ersten Woche zu beobachten, dass die PatientInnen das Gewicht bei Aufnahme nicht halten können, sondern beim zweiten Wiegen abgenommen haben. Dies mag zum Beispiel daran liegen, dass sie vor der Aufnahme noch viel Flüssigkeit zu sich genommen haben, die innerhalb einiger Tage wieder ausgeschieden wird. Oft ist auch zu beobachten, dass die PatientInnen die Nahrung stark ritualisiert einnehmen. So wird Brot bis in Körnchengröße zerkleinert, das Mittagessen in Form eines Turmes oder einer Pyramide aufgeschichtet oder zu Mustern sortiert. Wenn nach diesen langwierigen Ritualen etwas von den Speisen aufgenommen wird, ist es meist nur ein Bruchteil der Mahlzeit. Durch solches Verhalten wird natürlich eine Zunahme des Gewichts mittels Aufnahme der Nahrungsmittel immens erschwert. Dabei berichten die PatientInnen häufig von dem subjektiven Eindruck, sehr viel zu essen, was sich objektiv nicht bestätigt.

In diesen ersten Tagen sollten immer wieder Erwartungen und Ängste sowie die daraus folgende Anspannung eingeschätzt werden. Viele PatientInnen gehen davon aus, dass es sich um einen sehr kurzen Aufenthalt in der Allgemeinpsychiatrie handelt. Sie haben sich häufig schon eine psychotherapeutische Klinik ausgesucht und/oder die Motivation zur Behandlung nach dem hier dargestellten Konzept behandelt zu werden, besteht allein darin, ein bestimmtes Körpergewicht zu erreichen, welches Aufnahmekriterium für die Klinik ihrer Wahl ist. Häufig wird auch der Wunsch nach einem Wechsel der Klinik oder zumindest einer individuellen Anpassung des Behandlungskonzepts von diesen schwerkranken PatientInnen geäußert. Dies mag durch die krankheitsimmanente Ambivalenz und das Bestreben, die Konfrontation mit der Erkrankung möglichst zu vermeiden, unterstützt werden.

Bei Aufnahme bekommen sie das »Merkblatt für Anorexiepatientinnen/-patienten« (s. Anhang; Kap. 5.2). Hierauf sind die allgemeinen Regeln für die Behandlung und den Stationsalltag vermerkt, die später durch den Therapievertrag ergänzt werden.

Von dem Vorgehen, zunächst ein Kennenlernen abzuwarten, wird manchmal unter Abwägung der damit verbundenen Gefährdungen durch bereits bestehende körperliche Folgen der Anorexia nervosa oder störungsspezifische kompensatorische Verhaltensweisen und deren Folgen sowie unter Berücksichtigung der unmittelbaren Vorgeschichte der PatientInnen abgewichen. So können etwa bedrohliche Elektrolytentgleisungen oder eine bereits im Vorfeld der Aufnahme stattgefundene langwierige erfolglose Behandlung den Verzicht auf diese Phase I nahelegen, so dass den PatientInnen die sofortige Anlage einer PEG dringend empfohlen wird. Der sofortigen Anlage einer PEG stimmten einige PatientInnen auch rasch zu, zum Beispiel wenn sie das Gefühl hatten, aufgrund einer körperlichen Erkrankung dringend eine entsprechende Unterstützung zu brauchen.

Im Allgemeinen besteht bereits eine gesetzliche Betreuung der nach diesem Konzept behandelten schwerkranken PatientInnen, da sie schon über einige Jahre erkrankt sind und etliche Behandlungsversuche erfolgt sind sowie Maßnahmen getroffen wurden. Sollte dies nicht der Fall sein, ist aufgrund der Schwere der Erkrankung, der damit verbundenen Ambivalenz und zur Unterstützung der PatientInnen dringend die Bestellung eines gesetzlichen Betreuers zumindest für die Bereiche der Gesundheitsfürsorge und Aufenthaltsbestimmung zu empfehlen. Die PatienInnen äußern manchmal enttäuscht, dass sich ihr Betreuer nicht mit der Anorexia nervosa auskenne, kein Fachmann sei. In diesem Fall sollte die Aufgabe des Betreuers (Unterstützung beim Treffen angemessener Entscheidungen etc.) mit ihnen besprochen werden.

Ist ein gesetzlicher Betreuer bestellt, wird dieser natürlich auch über das Behandlungskonzept aufgeklärt. Der gesetzliche Betreuer kann die PatientInnen nicht nur bei ihren Entscheidungen beraten, sondern sie auch gegenüber anderen vertreten. Wenn die PatientInnen die Klinik wechseln wollen und ihr Betreuer stimmt diesem Wunsch zu, sollte ihnen das Risiko eines Wechsels des Behandlungskonzepts bzw. einer Vermischung zweier Behandlungskonzepte in der sehr bedrohlichen Lebenssituation der PatientInnen erklärt werden. Auch berichten die PatientInnen häufig schon bei Erhebung der Anamnese von einem regelrechten »Klinik-Hopping«, worauf in diesem Fall näher eingegangen werden muss. In diesen hier beispielhaften Situationen ist es für die PatientInnen, aber auch das therapeutische Team hilfreich, einen gesetzlichen Betreuer ansprechen zu können.

Zu gesetzlichen Betreuern sollten nach Möglichkeit vor Ort ansässige Berufsbetreuer bestellt werden. Die Bestellung einer Betreuung durch Familienangehörige oder Freunde erweist sich oft als problematisch (Melamed et al. 2003), da die PatientInnen sie in ein krankheitserhaltendes Beziehungsgefüge drängen, um sie für die Durchsetzung dysfunktionaler Strategien einzusetzen, wenn diese nicht bereits in ein krankheitserhaltendes Beziehungsgefüge eingebunden sind. Dieser die notwendige Behandlung einer schwerkranken Betroffenen/eines Betroffenen gefährdende Aspekt ist bei Berufsbetreuern in weit geringerem Maße gegeben. Auch ist die Kommunikation zwischen den Betreuern und den PatientInnen sowie dem therapeutischen Team außerordentlich erschwert, wenn diese nicht vor Ort ansässig sind und Besprechungen vorwiegend telefonisch oder schriftlich erfolgen müssen, wie z. B. die Aufklärung und schriftliche Einwilligung zur Anlage der Sonde. Oft wird auch von den PatientInnen berichtet, dass sie sich unwohl und nicht unterstützt fühlen, wenn ihr Betreuer weit entfernt ist. Bei der Beratung hinsichtlich der Bestellung eines Betreuers muss auf jeden Fall in Betracht gezogen werden, dass Familienangehörige oft nicht nur durch die langwierige Erkrankung außerordentlich belastet sind, sondern ebenso häufig ein Schuldempfinden gegenüber den PatientInnen besteht.

Ein Antrag auf richterliche Unterbringung und die richterliche Genehmigung einer Behandlung gegen den Willen der PatientInnen wird allein notwendig, wenn die PatientInnen nicht freiwillig verbleiben. Sollte die Notwendigkeit der Anwendung von Zwangsmaßnahmen bei Aufnahme oder im Behandlungsverlauf bestehen, wird wie üblich ein Antrag beim Amtsgericht gestellt. Wenn eine gesetzliche Betreuung besteht, wird die Notwendigkeit einer Unterbringung mit dem Betreuer abgesprochen, der in diesem Fall auch den Antrag beim Amtsgericht stellen muss. Grundsätzlich muss davon ausgegangen werden, dass die PatientInnen aufgrund der lebensbedrohlichen Schwere der Erkrankung nicht in der Lage sind, die Tragweite ihrer Entscheidungen (Klinikwechsel etc.), aber auch die Notwendigkeit der Behandlung angemessen einzuschätzen bzw. für ihre Gesundheit selbstständig sorgen zu können.

Wenn sie nicht freiwillig verbleiben und der bereits bestellte gesetzliche Betreuer den Wunsch nach Entlassung bzw. Verlegung unterstützt, wird geprüft, ob eine angemessene alternative Behandlung gewährleistet ist. Sollte diese Behandlung nicht gewährleistet sein oder aber kein Betreuer bestellt oder der

Betreuer mit dem Wunsch der PatientInnen nicht einverstanden sein, wird ein Antrag auf richterliche Unterbringung aufgrund der vital-bedrohlichen Erkrankung der hier zur Behandlung kommenden PatientInnen notwendig, um prüfen zu lassen, ob die ärztlich dringend empfohlene Behandlung von den einzelnen PatientInnen nach juristischer Abwägung abgelehnt werden kann. Wegen des lebensbedrohlichen Zustands bzw. des Schweregrades der Erkrankung besteht eine besondere Notsituation. Bei Anhörung durch den Richter zeigt sich häufig, dass die PatientInnen aufgrund etwa der langen Erfahrung mit der Erkrankung und der starken Anspannung scheinbar eloquent ihren Standpunkt darstellen und überzeugend begründen. Sie beschreiben, dass es ihr fester Wille sei, an Körpergewicht zuzunehmen bzw. kennen die Folgen der Mangelernährung. Aus diesem Grund sollte die Diskrepanz von verbaler und Verhaltensebene bei den PatientInnen deutlich werden und die jederzeit bestehende akute Gefährdung durch die gravierende Mangelernährung.

3.2.2 Teilnahme an den gemeinsamen Mahlzeiten

Die Behandlung anorektischer PatientInnen hat einerseits die Wiederherstellung des Körpergewichts und andererseits die Veränderung des Essverhaltens zum Ziel. Steht auch nach diesem Behandlungskonzept die Wiederherstellung des Körpergewichts im Vordergrund, sollten die PatientInnen bei der Unterstützung der oralen Ernährung durch eine Sonde und hochkalorische Sondenkost die regelmäßige Einnahme von Mahlzeiten nicht noch mehr vernachlässigen. So nehmen sie gemeinsam mit den anderen PatientInnen regelmäßig an den drei Mahlzeiten auf der Station (Frühstück, Mittagessen und Abendbrot) im Aufenthaltsraum teil. Diese Teilnahme an den Mahlzeiten bedeutet Training und Üben, welches in dieser Form während aller Phasen der Behandlung beibehalten wird. Die anorektischen PatientInnen nehmen die Mahlzeiten als Essgruppe an einem separaten Tisch ein, da Manipulationen der Nahrungsaufnahme bzw. Manipulationen der Nahrungsmittel möglichst entdeckt und mit den PatientInnen besprochen werden sollten.

Die PatientInnen werden beim Mittagessen von den PsychotherapeutInnen begleitet, die sich mit einer eigenen Mahlzeit an den Tisch setzen. Sie werden dabei auf die Menge und die Ausgewogenheit der von ihnen ausgewählten Speisen sowie auf das Tempo der Nahrungsaufnahme aufmerksam gemacht. Insbesondere stehen das Lernen am Modell sowie die Eigenverantwortung der PatientInnen bezüglich der Nahrungsaufnahme dabei im Vordergrund. Ziele der Essbegleitung sind in folgender Übersicht zusammengestellt.

Ziele der Essbegleitung:

- Bewusstmachen und Korrigieren pathologischer Verhaltensweisen bei Einnahme der Mahlzeiten,
- Konkretisierung von Zielen bezüglich des Essverhaltens,

- Entwicklung der Eigenverantwortung für eine angenehme Atmosphäre am Tisch,
- Training von sozialen Kompetenzen (u. a. Konversation am Tisch).

Die Essbegleitung wird von den PatientInnen im Allgemeinen gut angenommen und als Unterstützung erlebt, wobei die Konversation am Tisch häufig nicht auf Themen der Nahrungsaufnahme beschränkt ist.

Neben der psychotherapeutischen Essbegleitung finden Gespräche zum Symptommanagement statt. Hierbei handelt es sich um kurze symptomorientierte Interventionen im Sinne von Kriseninterventionen (bei Brechdruck, plötzlicher depressiver Verstimmung etc.). Die Durchführung regulärer psychotherapeutischer Einzelsitzungen wird im Therapievertrag festgelegt und ist somit an das Erreichen eines bestimmten Körpergewichts gebunden.

Es werden für die anorektischen PatientInnen im Gegensatz zu den anderen PatientInnen für alle drei Mahlzeiten Einzelportionen auf einem gesonderten Tablett bestellt. Bei der Zusammenstellung ihrer Mahlzeiten werden die PatientInnen einmal wöchentlich im Rahmen der Bestellung der Gerichte beraten. Sie sollten während des Essens auf ihrem Platz sitzen bleiben und sich bei zusätzlichen Wünschen an das Pflegepersonal wenden. Hiervon abgewichen wird allein, wenn die PatientInnen aufgrund von gefährdendem Verhalten bzw. Regelverletzungen im »time-out« sind, also nicht gemeinsam mit den anderen die Mahlzeiten einnehmen. Das Vorgehen in diesen Fällen wird weiter unten eingehend beschrieben.

Alle zur jeweiligen Mahlzeit bereitgestellten Nahrungsmittel sind zum sofortigen Verzehr bestimmt und dürfen nicht mit aufs Zimmer genommen werden. Mit aufs Zimmer genommene Nahrungsmittel werden nach unserer klinischen Erfahrung von den PatientInnen etwa im Nacht- oder Kleiderschrank gelagert und dort gesammelt bis sie nicht mehr genießbar sind. Außerdem stellen sie dann meist ein hygienisches Problem dar. So werden oft Depots von Nahrungsergänzungsmitteln oder Medikamenten angelegt, was überdies zu gesundheitlichen Risiken durch unkontrollierte Einnahme führen kann. Die Befürchtung, dass z. B. nach einer übermäßigen Aufnahme von Flüssigkeit (etwa vor der wöchentlichen Bestimmung des Körpergewichts) eine Hyponatriämie festgestellt wird, kann zur zusätzlichen und unkontrollierten Einnahme von Natriumkapseln führen. Eine Ausnahme von den nicht mitgenommenen Lebensmitteln stellt ein Stück Obst dar, das am Abend mit aufs Zimmer genommen werden kann. Es sollte bis zum Rundgang des Nachtpersonals gegen 21.30 Uhr verzehrt werden.

3.2.3 Klärung weiterer Behandlungsnotwendigkeiten

Nach Aufnahme der PatientInnen wird durch Erhebung der Anamnese und weitere Diagnostik geklärt, ob eine akute Behandlungsnotwendigkeit weiterer psychischer und körperlicher komorbider Erkrankungen vorliegt. Hierzu dienen das Aufnahmegespräch und die täglichen Visiten- und Einzelgespräche, welche die PatientInnen mit ihrer Ärztin/ihrem Arzt führen. Nach Möglichkeit werden auch weitere Beteiligte wie Eltern, Angehörige und Freunde, Vertraute der PatientInnen hinzugezogen. Diese Gespräche dienen auch der Abstimmung der Behandlung auf die Erfordernisse und Bedürfnisse der einzelnen PatientInnen sowie auch kurzen psychotherapeutischen Interventionen, etwa bei einer Krisensituation.

Es wird häufig der oben bereits erwähnte Wunsch von den PatientInnen geäußert, dass Behandlungskonzept individuell nach eigenen Wünschen und Vorstellungen zu gestalten. Am häufigsten wird gewünscht, das Zielgewicht herabzusetzen oder die Behandlung durch andere in der Klinik angebotene Therapieformen zu ergänzen. In diesem Falle sollten die einzelnen Maßnahmen begründet werden, aber eine Umgestaltung des Behandlungskonzepts, insbesondere eine Veränderung des Zielgewichts sollte nicht zugelassen werden, da die Schwere der Erkrankung hier kaum Freiheitsgrade zulässt.

Der Wunsch nach Teilnahme an weiteren therapeutischen Angeboten (Ergotherapie, Physiotherapie etc.) führt oft dazu, dass die PatientInnen sich ein Übermaß an Therapie auswählen oder aus anderen Gründen schließlich nicht teilnehmen können, Termine versäumen und so Therapieplätze blockieren, die später an andere PatientInnen vergeben werden. Dies führt letztlich dazu, dass bei den anorektischen PatientInnen Frustrationen entstehen. Die Wahrnehmung, dass sie ihren Ansprüchen an sich selbst nicht gerecht werden können, äußert sich beispielsweise in dem Vorwurf, es werde keine Rücksicht auf sie genommen. Daher muss immer wieder vor dem Treffen von Entscheidungen auf die Angemessenheit im Zusammenhang mit den Ressourcen der PatientInnen eingegangen werden.

Es ist wichtig, zwischen den individuellen Bedürfnissen und den Wünschen der PatientInnen zu unterscheiden. Den Bedürfnissen liegen meist mehr oder weniger objektivierbare Notwendigkeiten zugrunde, während die Wünsche mehr subjektiv gefärbt sind und häufig mit starken Befürchtungen vor Fremdbestimmung, Verletzung, Wehrlosigkeit etc. zusammenhängen. Häufig wird berichtet, während der Behandlung von Gefühlen regelrecht überschwemmt zu werden, wobei die Bewältigung der Gefühle über die Regulation des Körpergewichts bei kontinuierlicher Gabe von Sondenkost nicht mehr gelingt. Auch dringend und vehement geäußerte Wünsche der PatientInnen verändern nicht die bestehende Notwendigkeit einer Behandlung und nicht die dringende ärztliche Empfehlung derselben.

Häufige körperliche komorbide Befunde sind die Folgen der Mangelernährung. So bestehen Veränderungen der basalen Kreislaufparameter, des Blutbildes, der renalen Ausscheidung, eine Osteopenie oder Osteoporose, aber auch eine Hypothyreose ist nicht selten. Inwieweit hier eine mehr symptomatische Behandlung notwendig und sinnvoll ist oder aber die Wiederherstellung des Körpergewichts die angemessenste Behandlung darstellt, hängt meist auch von den individuellen Gewohnheiten und Sicherheiten der PatientInnen ab. Bei Aufnahme nehmen viele PatientInnen bereits eine ganze Menge an Nahrungsergänzungsmitteln zu sich, aber auch Hormonpräparate wie z. B. L-Thyroxin. Die Nahrungsergänzungsmittel nun gänzlich abzusetzen, bedeutet für die PatientInnen eine erhöhte subjektive Unsicherheit und führt in der Auseinandersetzung eher zu Ablenkung von dem Ziel der Wiederherstellung des Körpergewichts. Außerdem hängt die Gabe von weiteren Medikamenten natürlich von der Gefährdung der PatientInnen durch die entsprechenden Befunde ab. Wird beispielsweise eine Leukopenie von unter 1000/µl oder eine diabetische Stoffwechsellage festgestellt, muss darauf eingegangen werden.

Auch komorbide psychische Erkrankungen sind häufig, wie in der Einleitung dargestellt; v. a. depressive Verstimmungen, Angststörungen und Zwangsstörungen sind häufig und sind teilweise von dem extremen Untergewicht abhängig, so dass das Ziel zunächst in der Wiederherstellung des Körpergewichts bestehen sollte. Dennoch werden viele PatientInnen mit Anorexia nervosa bereits bei Aufnahme auf die Station psychopharmakologisch behandelt. Auch hier bedeutet es eher eine Verunsicherung der PatientInnen, wenn diese Behandlung nicht fortgesetzt würde. Hingegen wird immer eine symptomorientierte Behandlung angezeigt sein; wenn etwa plötzliche Erregungszustände mit starker psychomotorischer Unruhe vorkommen, ist die Gabe von Benzodiazepinen üblich. Auch der Nachtschlaf kann nach unserer Erfahrung mit atypischen Benzodiazepinen etwas unterstützt werden, doch berichten die meisten PatientInnen, weiterhin unter schweren Schlafstörungen zu leiden.

Für die medikamentöse Behandlung bei depressiver Symptomatik (allerdings nur bei Bulimia nervosa) ist derzeit allein Fluoxetin zugelassen, welches die beste antidepressive Wirksamkeit in einer Dosierung von 60 mg pro Tag gezeigt hat (Jackson et al. 2010). Je nach vorliegender Symptomatik wird auch mit anderen SSRI (etwa Escitalopram) oder Mirtazapin sowie bei deutlicher Einengung des formalen Gedankengangs, Derealisation und Depersonalisation, psychomotorischer Anspannung und Erregung sowie schweren Schlafstörungen mit Olanzapin oder Quetiapin behandelt, wobei diese Medikamente in dieser Indikation allerdings bisher nur in kleinen Kohorten mit unterschiedlichem Erfolg untersucht wurden, wie bereits dargestellt (z. B. Bissada et al. 2008; Court et al. 2010a).

Das Auftreten unerwünschter Wirkungen von Psychopharmaka muss sorgfältig gegenüber der erwünschten Wirkung abgewogen werden. Eine aufgrund der beeinträchtigten Darmmotilität bestehende Obstipation kann beispielsweise verstärkt werden, ohne dass eine hinreichende antidepressive oder antipsychotische Wirkung einsetzt. Bei der Gabe von Psychopharmaka, besonders Olanzapin und Mirtazapin, sollte darauf geachtet werden, inwiefern die PatientInnen das häufig von diesen Medikamenten hervorgerufene Hungergefühl akzeptieren können. Oft wird berichtet, diese Hungergefühle seien zusätzlich quälend oder gäben gar Anlass, dagegen die lange eingeübten dysfunktionalen Bewältigungsstrategien einzusetzen. In diesen Fällen kann daraus ein Teufelskreis werden, der die Behandlung erschwert.

Eine Substitution mit Vitaminen wird wegen des erhöhten Vitaminbedarfs bei Refeeding grundsätzlich vorgenommen (siehe auch die Erwähnung der Wernicke-Enzephalopathie in der Einleitung). Des Weiteren wird je nach Befundlage etwa mit Natriumchlorid oder Kalium entsprechend substituiert bzw. auf die Beschränkung der Flüssigkeitsaufnahme geachtet. Bei Vorliegen einer Hypothyreose wird Levothyroxin gegeben, wenn auch der Nutzen der Gabe in der bisher vorliegenden Literatur umstritten ist. Die Substitution mit zum Beispiel Östrogenen wegen einer Osteoporose wird als nicht sinnvoll erachtet (s. Einleitung), ist aber nach Wiedereinsetzen der Menses im Sinne der Kontrazeption sinnvoll. Bei jeder Substitution, auch bei der Gabe von hochkalorischer Sondenkost, sollte berücksichtigt werden, inwiefern sie zur Stabilisierung des Krankheitsprozesses beiträgt. Beispielsweise berichteten einige PatientInnen, dass sie ohne gravierendes Risiko störungsspezifische Verhaltensweisen wie das Erbrechen beibehalten könnten, solange sie genügend Sondenkost bekämen oder ausreichend mit anderen Mitteln substituiert würde. Ähnlich wurde auch von PatientInnen schon hervorgehoben, dass sie bereits Leukopenien von unter 1000/µl überlebt hätten, ohne ernsthafter wegen der Immunschwäche erkrankt zu sein.

Fallvignette 2:
Eine 23-jährige Patientin mit einer restriktiven Anorexia nervosa konnte endlich von der Anlage einer PEG überzeugt werden. Die Sondenkost wurde bis 2250 kcal aufdosiert. Sie nahm in den nächsten Wochen stetig zu. Aufgrund einer depressiven Stimmungslage wurde ihr die Behandlung mit einem Antidepressivum angeboten. Aber sie lehnte es ab, Medikamente oder irgendetwas anderes zusätzlich einzunehmen.

In der sechsten Woche der Behandlung erwachte sie eines Morgens und bemerkte einen Schwindel. Beim Sprechen fiel ihr auf, dass sie Mühe hatte, Worte verständlich auszusprechen. Sie war äußerst beunruhigt. Der behandelnde Arzt stellte eine Ataxie und eine Dysarthrie fest. Es bestand der Verdacht auf eine zentralnervöse Beeinträchtigung bei Vitaminmangel. Eine cranielle MRT zeigte keinen Anhaltspunkt für eine weitere Schädigung. Auch die hinzugerufene Neurologin empfahl eine hochdosierte Gabe von Vitamin B1 und B12. Diese Vitamine wurden täglich für drei Wochen intravenös gegeben. Danach wurde die Dosierung reduziert und oral weiterbehandelt.

Die Patientin erholte sich in den nächsten Wochen allmählich von der Angst und auch die neurologische Symptomatik bildete sich innerhalb einiger Wochen vollständig zurück.

3.3 Phase II – Sonde, Therapievertrag, Regelverletzung

Diese Phase bedeutet für die PatientInnen eine erste deutliche Umstellung, die viele bereits ängstlich erwartet haben. Wenn sich auch manche PatientInnen gern zur Anlage einer Sonde bereit erklären, lehnen die meisten diese Sonde zunächst vehement ab. Als Gründe hierfür werden einerseits wieder Ängste vor Einschränkung der Selbstbestimmung geäußert, aber auch die Angst vor Operation und folgend körperlichen Schmerzen werden berichtet, wie oben bereits beschrieben.

Erst wenn die Sonde angelegt ist, geht die psychomotorische Unruhe wieder ein wenig zurück. Die PatientInnen sind mit der Gewöhnung an die neue Situation gewissermaßen beschäftigt. Regelmäßige Verbandswechsel und ein enger Kontakt zu den PatientInnen sollten jedoch Veränderungen an der Sonde rasch auffallen lassen. Besonders PatientInnen mit impulsiven Anteilen neigen dazu, die Einflussgeschwindigkeit der Sondenkost zu verändern oder aber die Sonde, auch durch Zug von außen in ihrer Lage im Magen zu verändern. Selten muss die Sonde bis ins Duodenum vorgeschoben werden, da die Sondenkost nach Einleitung in den Magen hieraus über den Mageneingang noch erbrochen werden kann.

Diese Behandlungsphase ist durch eine lange Dauer gekennzeichnet. In den letzten Jahren hat diese Phase sich über mehrere Monate erstreckt. Die meisten PatientInnen gewöhnen sich an die PEG und die hochkalorische Sondenkost, wenn auch von vielen noch stetig um die Anzahl der täglichen Kalorien verhandelt wird. Bei PatientInnen mit einer Anorexia nervosa vom restriktiven Subtyp kommt es meist zu einem stetigen Verlauf der Zunahme des Körpergewichts, während bei bulimischem Subtyp häufig ein sprunghafter, »hüpfender« Verlauf zu beobachten ist. So werden bei bulimischem Subtyp in »Etappen« im Laufe von drei oder vier Monaten »Plateaus« erreicht, die sozusagen durch mehrere »Sprünge« gemeistert werden müssen, weil das Körpergewicht nach im Therapievertrag und Konzept vorgesehener Reduktion der Sondenkost, Ausscheidung von Flüssigkeit etc. wieder stark abnimmt. In diesem Zusammenhang kommen manchmal wöchentliche Gewichtsunterschiede von bis zu drei Kilogramm vor. In solchen Fällen muss sehr genau eruiert werden, um die Ursache hierfür zu finden bzw. die Möglichkeit des Auftretens solcher »Sprünge« möglichst gering zu halten, da diese eine deutliche Gefährdung der PatientInnen darstellen. Mögliche Ursachen sind z. B. eine unentdeckte Aufnahme von Flüssigkeit mit unter Umständen folgender selbstständiger Substitution gesammelter Elektrolytpräparate oder eine Änderung bei der Häufigkeit und Intensität störungsspezifischen kompensatorischen Verhaltens, selten auch eine Änderung im Essverhalten.

Zu Beginn dieser Behandlungsphase wird der Therapievertrag geschlossen und die PatientInnen sind im Laufe der Monate in der Lage etwa an der Ergotherapie teilzunehmen, psychotherapeutische Einzelsitzungen zu vereinbaren und schließlich an der täglichen Physiotherapie teilzunehmen. Auch können sie gemäß Vereinbarungen zunächst in Begleitung und später alleine das Gelände außerhalb der Klinik kennenlernen.

3.3.1 Sonde und Verabreichung der Sondenkost

Wie bereits erwähnt, ist das Körpergewicht nach der Phase I meist noch unter dem Gewicht bei Aufnahme, da die PatientInnen das Körpergewicht vor der Aufnahme etwa noch durch übermäßige Flüssigkeitsaufnahme manipuliert haben und diese Flüssigkeit in Phase I wieder ausgeschieden wird.

Zur Unterstützung der oralen Ernährung mit hochkalorischer Sondenkost wird von uns die Anlage einer Magensonde empfohlen. Das hier dargestellte Konzept sieht die Anlage einer mittels perkutaner endoskopischer Gastroenterostomie angelegten Sonde (PEG) und nur in Ausnahmefällen auch einer transnasalen Magensonde vor. Letztgenannte Sonden haben den Nachteil bei der notwendigen langwierigen Verweildauer zu Läsionen (etwa Ulzerationen) führen zu können und zudem sind sie anfälliger (etwa bei Manipulationen) und müssen bei über Monate notwendigen Unterstützung der oralen Ernährung häufig gewechselt werden. Außerdem behindern sie die orale Nahrungsaufnahme.

Bei einigen PatientInnen bestanden in den letzten Jahren medizinische Kontraindikationen hinsichtlich der Anlage einer PEG, etwa ein Aszites, so dass eine transnasale Sonde gelegt werden musste. Manche PatientInnen äußerten immense Ängste vor der Anlage einer PEG, die nicht überwunden werden können, und/oder der gesetzliche Betreuer befürwortete die Anlage nicht, so dass eine andere Sonde gelegt werden musste. Die zusätzlich orale Ernährungsunterstützung mit Sondenkost wird hier nicht empfohlen, da sie nach unserer Erfahrung mehr als die Ernährung über eine Sonde mit für die PatientInnen negativen Gefühlen verbunden ist und darüber hinaus noch mehr zur Aufnahme von festen Nahrungsmitteln in Konkurrenz steht. Außerdem ist es aufgrund der häufigen Manipulation der Nahrungsaufnahme sowie der daraus möglicherweise folgenden Maßnahmen besser, die verabreichte Menge einigermaßen einschätzen zu können. So ist es nach unserer Erfahrung seltener, dass die PatientInnen Sondenkost etwa in ein Waschbecken oder durch ein Fenster entsorgen, wenn diese mit Infusomaten kontrolliert über eine Sonde gegeben wird. Dennoch ist ein solcher Umgang mit Sondenkost nicht gänzlich unmöglich, muss mit den PatientInnen unbedingt besprochen werden und setzt natürlich die Vereinbarungen des Therapievertrags außer Kraft, wie unten noch eingehender dargestellt.

Die Anlage einer PEG ist unseres Wissens in der wissenschaftlichen Literatur in dieser Indikation bisher nicht beschrieben, hat jedoch zu zufriedenstellenden Ergebnissen geführt, die bereits eingehender dargestellt sind. Hierbei hat die Erfahrung gezeigt, dass eine PEG manchmal auch erst nach Vorschieben ins Duodenum eine erfolgreiche Behandlung gewährleisten kann, da in den Magen geleitete Sondenkost über die Kardia noch erbrochen wurde. Zur Anlage einer PEG, aber auch einer transnasalen Sonde bei etwa anatomisch schwierigen Voraussetzungen (Verletzungsgefahr etc.) werden die PatientInnen zum Konsil in die medizinische Klinik überwiesen. Dort wird der Magen zunächst sonographisch untersucht, wobei mit hoher Wahrscheinlichkeit Speisereste als Folge der eingeschränkten Motilität des Magendarmtraktes gefunden werden, wenn vorher die Magenentleerung nicht medikamentös unterstützt wurde.

Auch in dieser Phase nehmen die PatientInnen an dem gemeinsamen Tisch im Aufenthaltsraum an den Mahlzeiten (Frühstück, Mittagessen und Abendbrot) teil. Manche PatientInnen verlangen darüber hinaus Zwischenmahlzeiten, wie etwa bei einer Diabeteskost, wie es in vielen Kliniken zur Behandlung der

PatientInnen mit Anorexia nervosa gebräuchlich ist. Zwischenmahlzeiten sind bei oralem Refeeding sinnvoll, um Blutzuckerspitzen zu vermeiden (siehe auch Blutzuckerspitzen bei Refeeding-Syndrom) und auch, um bei geminderter Motilität des Magen-Darm-Traktes durch eine mehr kontinuierliche Nahrungsaufnahme Völlegefühl und Übelkeit zu vermeiden. Bei einer kontinuierlichen Gabe von Sondenkost, wie nach diesem Behandlungskonzept kann jedoch darauf verzichtet werden.

Überdies erhöht sich damit das Risiko des Anlegens von Nahrungsmittelvorräten durch die PatientInnen, da die Nahrungsaufnahme schwieriger zu beobachten ist, wenn die PatientInnen statt drei Mahlzeiten sechs pro Tag zu sich nehmen. Bei sonstiger medizinischer Indikation (Vorliegen eines Diabetes mellitus etc.) werden natürlich Zwischenmahlzeiten gegeben. Die PatientInnen können, wie bereits erwähnt, am Abend zusätzlich ein Stück Obst mit aufs Zimmer nehmen, das bis zum Rundgang des Nachtdienstes aufgegessen sein sollte.

Die Einflussgeschwindigkeit der Sondenkost wird mit einem Infusomat reguliert und kontrolliert durchgeführt und nach Anlage der PEG unter Berücksichtigung des operativen Eingriffs langsam aufgebaut. Die derzeit am häufigsten hier verwendete hochkalorische Sondenkost enthält pro Beutel 500 ml, entsprechend 750 kcal.

Aufbau der Sondenkost zur Unterstützung der oralen Ernährung:

Tag 1 p. op. – es wird nur Kamillentee über die Sonde gegeben.
Tag 2 p. op. – ein Beutel Sondenkost mit einer Geschwindigkeit von 25 ml/h.
Tag 3 p. op. – zwei Beutel Sondenkost mit einer Geschwindigkeit von 50 ml/h.
Tag 4 p. op. – zwei Beutel Sondenkost mit einer Geschwindigkeit von 100 ml/h.
Tag 5 p. op. – drei Beutel Sondenkost mit einer Geschwindigkeit von 100–125 ml/h.

(p. op. – post operationem)

Von dem dargestellten Schema wird natürlich auch nach Verträglichkeit abgewichen. Nur bei besonderen Vorkommnissen (Ab- statt Zunahme des Körpergewichts durch etwa übermäßigen Bewegungsdrang, Manipulation des Körpergewichts wie Erbrechen etc.) oder wenn auch mit 2250 kcal pro Tag noch keine Gewichtszunahme von 700–1000 g pro Woche erreicht werden kann, wird im Behandlungsverlauf auf vier Beutel pro Tag entsprechend 3000 kcal pro Tag gesteigert, was sich in Einklang mit aktuellen Empfehlungen für die Menge verabreichter Kalorien befindet, eher noch darunter liegt. So gehen Mehler et al. davon aus, dass die benötigte Menge zwischen 1800 kcal und 4500 kcal pro Tag liegt (Mehler et al. 2013).

Fallvignette 3:
Eine 21-jährige Patientin mit einer restriktiven Anorexia nervosa berichtete bei Aufnahme, dass sich ihr Rachen bei Aufnahme von Nahrung zusammenziehe, so dass sie kaum noch Schlucken könne. Sie habe auch die Befürchtung, den Speichel nicht mehr schlucken zu können. Es war ihr überhaupt nicht möglich, Speisen oder Getränke zu sich zu nehmen. Sie vermutete des Weiteren, schwer körperlich erkrankt zu sein und äußerte den dringenden Wunsch chirurgisch operiert zu werden, wovon sie sich kaum distanzieren konnte. Von dem, was genau operiert werden sollte, hatte sie keine Vorstellung.

Pathophysiologisch fand sich ein Soor in Mund und Rachen, der entsprechend behandelt wurde. Es wurde die sofortige Anlage einer PEG empfohlen, da derzeit nur intravenös substituiert werden konnte. Sie stimmte der Anlage noch am Tag der Aufnahme zu und konnte in den nächsten Wochen kontinuierlich an Gewicht zunehmen. Da sie keine Nahrung zu sich nahm, benötigte sie zeitweise 3000 kcal Sondenkost pro Tag. Die Befürchtungen traten in den Hintergrund und schließlich begann sie nach Erreichen eines BMI von etwa 15 kg/m², spontan zu essen.

3.3.2 Therapievertrag

Ein wichtiger psychotherapeutischer Baustein des Behandlungskonzepts besteht in der Vereinbarung und mit Unterschrift der PatientInnen sowie des therapeutischen Teams bestätigten Therapievertrags (s. Anhang; Kap. 5.1). Für jede/n Patientin/en wird dieser Vertrag möglichst individuell ausgerichtet, wobei die Betroffenen beteiligt werden. Allerdings ist zu berücksichtigen, dass die Gestaltungsmöglichkeiten eines solchen Vertrages durch die Schwere der Erkrankung begrenzt sind.

Der Vertrag hat das Ziel einer positiven Verstärkung der Motivation der PatientInnen, das Körpergewicht zu steigern und schließlich zu halten. Von vielen PatientInnen wird ja bereits der dringende Vorsatz geäußert, an Körpergewicht zunehmen zu wollen, allerdings stehen diesem Vorsatz langeingeübte Bewältigungsstrategien, krankheitsbedingte Gewohnheiten entgegen, so dass er nicht in ein entsprechendes Verhalten umgesetzt werden kann. Außerdem sollen mit dem Vertrag die Regeln der Behandlung und Konsequenzen bei Regelverletzungen und Manipulationen aufgezeigt werden. Auf diese Weise sollten Verhandlungsspielräume der PatientInnen sowie Ermessensspielräume des therapeutischen Teams möglichst gering gehalten werden.

Auch die hier behandelten PatientInnen mit Anorexia nervosa verhandeln mitunter langwierig und hartnäckig. Diese Verhandlungen können die Behandlung deutlich erschweren, wenn etwa jeden Tag dieselben Argumente wiederholt und diskutiert werden müssen. Es wird etwa geantwortet, dass man sich unverstanden fühle, wenn Argumente nicht beantwortet werden. Zum Zeitpunkt der Aufnahme, also bei extremem Untergewicht, kommt es u. U. im selben Gespräch, mitunter im Minutentakt zu Wiederholungen des eben Vorgebrachten und bereits Beantworteten. Hierzu mögen die starke Anspannung und die Erwartungsängste beitragen, meist liegt aber auch eine deutliche kognitive Beeinträchtigung vor. Bei solchen Verhandlungen ist meist auch zu bemerken, insbesondere sobald die Anspannung abgenommen hat, dass es weniger um die Überzeugung geht, sondern das Verhandeln einen gewissen Selbstzweck hat – es wird um des Verhandelns willens verhandelt. Auch kann es um das Wahrgenommen-werden-Wollen gehen, so dass die PatientInnen zufrieden sind, wenn ihnen zugehört und geantwortet wird. Dennoch ist in solchen Gesprächen ein Vertrag sehr hilfreich, der die getroffene Vereinbarung darstellt und ihre Gültigkeit, Kontinuität bezeugt, wenn er auch bei den hier behandelten PatientInnen den Willen, verhandeln zu wollen, nicht abstellt.

Als übergeordnetes Ziel der Behandlung ist in diesem Vertrag immer das Erreichen eines BMI von $17\,kg/m^2$ vereinbart, da bei diesem Gewicht das Risiko einer neuerlichen Gewichtsabnahme nach einer weitgehenden Wiederherstellung eines physiologischen Stoffwechsels geringer ist (siehe Einleitung). Zusätzlich ist die Beschränkung der täglichen Flüssigkeitsaufnahme (etwa 1,5 Liter) notwendig, um möglichst die Konzentration der Elektrolyte konstant zu halten. Diese Beschränkung der Trinkmenge erweist sich nach klinischer Erfahrung als notwendig, weil die bereits über viele Jahre erkrankten PatientInnen das Maß für eine angemessene Aufnahme nicht nur von Nahrungsmitteln, sondern auch von Flüssigkeiten weitgehend verloren haben. So kann es zur übermäßigen Aufnahme von Flüssigkeit nicht nur bei etwa willentlich vorgenommener Manipulation des Körpergewichts kommen, sondern auch unwillkürlich bei unkontrolliertem Trinken.

Es wird in dem Vertrag das Körpergewicht in Stufen eingeteilt. Bewährt hat sich die Einteilung in Kilogramm, wobei jedes Kilogramm eine Stufe darstellt. Im Vertrag wird das Körpergewicht mit.

a) der Menge der verabreichten Sondenkost,
b) mit der Ausgangsregelung und
c) mit der möglichen Teilnahme an weiteren Therapien und der Kontaktaufnahme zur Sozialpädagogin für die Planung der weiteren Behandlung verknüpft.

Die Verknüpfung mit weiteren Möglichkeiten hat sich aufgrund der erschwerten Handhabbarkeit bei zunehmender Komplexität des Vertrages nicht bewährt (siehe auch der beispielhafte Behandlungsvertrag im Anhang, an dem auch die folgend angeführten Beispiele orientiert sind; die Beispielgewichte sind auf eine Körpergröße von 168 cm abgestimmt). Eine zunehmende Komplexität verstärkt eher den Drang und die Möglichkeit Verhandlungen zu beginnen.

Auch die Verknüpfung mit weiteren Therapieangeboten, die allgemein in der Klinik für PatientInnen angeboten werden (Musiktherapie, Indiaca, Entspannung etc.), hat neben den bereits im Abschnitt für Phase I erwähnten Umständen eher eine Minderung der Konzentration auf das Behandlungsziel und eine Überforderung der PatientInnen zur Folge, die auch hier weitgehend oft nicht mehr gewohnt sind, mit ihren Ressourcen angemessen umzugehen. Dennoch fordern die PatientInnen nach unserer klinischen Erfahrung, besonders Patienten, die ausgeprägte störungsspezifische kompensatorischen Verhaltensweisen zeigen, oft hartnäckig die Teilnahme an möglichen Therapien, wobei das Ziel, oft jedoch mehr das Verhandeln als die regelmäßige Teilnahme an einer besonderen Therapie zu sein scheint. So wird bei der Aufforderung zur regelmäßigen Teilnahme wiederum auf eine Überforderung hingewiesen.

Folgend sind Beispiele für die Verknüpfung in Therapieverträgen dargestellt:

a) Zu Beginn der Behandlung werden zur Unterstützung der oralen Ernährung nach Aufbau der Sondenkost drei Beutel (entsprechend 1500 ml oder 2250 kcal) pro Tag gegeben. Diese werden mit Zunahme des Körpergewichts schrittweise reduziert. Das Verlassen der Station gemäß der vertraglich vereinbarten Ausgangsregelung ist täglich erst nach Verabreichen der Sondennahrung möglich, um eine kontrollierte Nahrungsaufnahme zu unterstützen. Die Sondenkost sollte nicht zu früh reduziert werden, um eine Stagnation der kontinuierlichen Zunahme des Körpergewichts oder gar eine Abnahme zu verhindern. Es ist daher nach unserer Erfahrung eine erste Reduktion um einen Beutel bei Erreichen eines BMI von 15 kg/m² günstig. Eine Ausnahme stellt natürlich die Zunahme von mehr als 1000 g pro Woche dar.

Fallvignette 4:
Eine 23-jährige Patientin zeigte ein sehr restriktives Essverhalten und es gelang ihr über Monate nicht, dieses umzustellen. Sie nahm kontinuierlich jede Woche mit Unterstützung durch 2250 kcal Sondenkost pro Tag zwischen 700 g und 1000 g wöchentlich zu.

Nach Erreichen eines BMI von 15 kg/m² wurde die Menge der Sondenkost von 2250 kcal auf 1500 kcal pro Tag reduziert, woraufhin sich auch das zugenommene Körpergewicht in der nächsten Woche um ein Drittel reduzierte, so dass die Dosierung der Sondenkost wieder gesteigert wurde.

Erst bei Erreichen des Zielgewichtes entsprechend einem BMI von 17 kg/m² konnte die Sondenkost über mehrere Wochen langsam reduziert und später abgesetzt werden, ohne dass die Patientin wieder deutlich an Gewicht verlor.

Folgend ist beispielhaft das erreichte Körpergewicht in Verknüpfung mit der Reduktion von Sondennahrung angegeben:

bei 43 kg Reduktion auf 2 Beutel
bei 45 kg Reduktion auf 1 Beutel
bei 47 kg kein Beutel mehr

b) Das Körpergewicht wird zusätzlich mit der Ausgangsregelung verknüpft. Auf diese Weise ist die Vermeidung der Zunahme des Körpergewichts bzw. eine Verringerung desselben mit einer Einschränkung der Mobilität, der Bewegungsfreiheit der PatientInnen verbunden. Klinische Erfahrung zeigt, dass die PatientInnen sehr empfindlich auf eine Beschränkung ihrer Freiheiten reagieren, insbesondere ihrer Bewegungsfreiheit. Deshalb entsteht auf diese Weise eine der stärksten Motivationen zur Zunahme des Körpergewichts durch Erweiterung der Bewegungsfreiheit. In Bezug auf die Bewegungsfreiheit, etwa bei Verlassen der Station, muss auch immer an die Möglichkeit unbemerkter Manipulationen gedacht werden, so dass der Ausgang nicht mit laufendem Infusomaten und Sondenkost möglich ist sowie ein Einzelausgang erst bei deutlich fortgeschrittener Behandlung vereinbart werden sollte.

Folgend ist beispielhaft das erreichte Körpergewicht in Verknüpfung mit der Ausgangsregelung angegeben:

---

37 kg Ausgang 4 und 3 H+G für 1h
38 kg Ausgang 4 und 3 H+G für 3h
39 kg Ausgang 3 mit PP
40 kg Ausgang 3

Legende: H+G – in Haus und Garten; PP – Pflegepersonal; Ausgang 4 – nur mit examinierten Pflegepersonal; Ausgang 3 – mit nicht examiniertem Pflegepersonal oder Angehörigen

---

c) Außerdem hat es sich bewährt, bei Erreichen eines bestimmten Körpergewichtes, eine weitere Verknüpfung mit der Möglichkeit zur Teilnahme an weiteren Therapien herzustellen. Hierbei kommt die Teilnahme an der Beschäftigungstherapie, am Frühsport auf Station – in Ausnahmen auch im Klinikgelände – sowie reguläre psychotherapeutische Einzelsitzungen in Frage. Die Teilnahme an diesen Therapien sollte ebenfalls an das Erreichen relativ hoher Gewichtsstufen geknüpft sein. Auch ist die Reihenfolge Beschäftigungstherapie, psychotherapeutische Einzelsitzungen, Kontaktaufnahme zur Sozialpädagogin/zum Sozialpädagogen zur Planung der Weiterbehandlung und schließlich Teilnahme am Frühsport dabei günstig, um eine Zunahme des Körpergewichts möglichst nicht, etwa durch übermäßige Bewegung in der Physiotherapie, zu gefährden. Auch hat sich gezeigt, dass die PatientInnen kaum in der Lage sind, bei stark reduziertem Körpergewicht von einer psychotherapeutischen regulären Einzelsitzung zu profitieren, so dass psychotherapeutische Kriseninterventionen, die täglichen Visitengespräche und der enge Kontakt zum Team auf Station ausreichend sein sollten.

Folgend ist beispielhaft das erreichte Körpergewicht in Verknüpfung mit der Teilnahme an Zusatztherapien angegeben:

> bei 40 kg Teilnahme an der Beschäftigungstherapie
> bei 43 kg psychotherapeutische Einzelsitzungen
> bei 45 kg Kontaktaufnahme zur Sozialpädagogin
> bei 47 kg Teilnahme am Frühsport

Die im Vertrag enthaltenen Vereinbarungen haben im Allgemeinen Gültigkeit von Montag auf Montag, da jeden Montag das Körpergewicht bestimmt wird. Wenn sie aufgrund von Regelverletzungen oder Manipulationen außer Kraft gesetzt werden, wird spätestens am nächsten Montag eine erneute Vereinbarung getroffen. Wenn der Verdacht auf Manipulationen des Körpergewichts besteht, ist allerdings ein häufigeres Wiegen notwendig, um frühzeitig Gefährdungen der PatientInnen, etwa durch Erbrechen oder übermäßige Flüssigkeitsaufnahme (Hypokaliämie oder Hyponatriämie), zu bemerken.

3.3.3 Umgang mit Manipulationen und Regelverletzungen

Unter Manipulationen ist im Allgemeinen ein Abweichen bzw. eine Verletzung von den durch Vertrag und mit der Teilnahme an diesem Programm vereinbarten Regeln der Therapie für PatientInnen mit Anorexia nervosa zu verstehen. Häufig sind Regelverletzungen bzw. Manipulationen als Rückgriff auf »altbewährte«, meist über viele Jahre eingeübte Verhaltensweisen zur Problemlösung bzw. Bewältigungsstrategien zu verstehen. Sie sind häufig mit Gefühlen der Schuld und Scham verbunden (siehe Einleitung). So können sie auch einen hohen autoaggressiven Anteil haben. Zu einem solchen Rückgriff kann es – wie in der Einleitung bereits dargestellt – kommen, wenn die psychomotorische Anspannung und/oder die depressive Stimmung bei zunehmenden Körpergewicht ansteigen.

Fallvignette 5:
Eine 22-jährige Patientin mit einer bulimischen Anorexia nervosa berichtete nach Erreichen des Zielgewichts, dass sie aufgrund der verabreichten Menge an Sondenkost Brechreiz verspürt habe. Dieser Brechreiz habe erst nachgelassen, wenn sie sich vorgestellt habe, dass sie nur noch Wasser und keine Sondenkost mehr erbrechen könne. Aus diesem Grund habe sie häufig ihren Magen mit Wasser gefüllt. Folgend waren auch deutliche »Sprünge« bei der Zunahme und auch Abnahme des Körpergewichts zu beobachten gewesen. Sie hatte mehrmals im Verlauf der Behandlung mehrere Versuche gebraucht, bis sich die Zunahme des Gewichts auf einem »Plateau« für einige Zeit stabilisiert hatte, bevor die nächsten »Sprünge« erfolgen konnten, um wieder erst nach einigen Versuchen das Gewicht auf dieser höheren Stufe halten zu können

In der Folge war es zu Hyponatriämien bis 120 mmol/l gekommen (Referenzbereich 135–145 mmol/l) und damit dem Risiko etwa einer pontinen Myelinolyse. Die Patientin berichtete weiter, dass sie dies vor Erreichen des

Zielgewichtes nicht habe erzählen können, da sie beim übermäßigen Trinken massive Scham- und Schuldgefühle gehabt habe.

Bei solchen Regelverletzungen bzw. Manipulationen handelt es sich oft nicht um bewusst zur Provokation des therapeutischen Teams oder einzelner Mitglieder des Teams eingesetzte Handlungen und Verhaltensmuster, sondern um die »routinemäßige« Anwendung »alter«, dysfunktionaler Problemlösungsstrategien, die wegen des damit verbundenen Schuldempfindens und Schamgefühls verheimlicht werden. Sie werden oft ritualisiert im Verborgenen ausgeführt.

Wenn es sich um eine gezielte Provokation des therapeutischen Teams oder einzelner Mitglieder dieses Teams handelt, ist dies natürlich als eine schwerwiegendere Regelverletzung zu werten, weil die therapeutische Beziehung und die PatientInnen selbst durch den bewussten Vorsatz gefährdeter sind.

Bei dem begründeten Verdacht auf Regelverletzungen oder Manipulationen der PatientInnen liegt aus Sicht der Therapeuten ein Vertragsbruch vor. Die Konsequenz eines Vertragsbruches ist, dass dieser für eine gewisse Zeit außer Kraft gesetzt wird, d. h. die vertraglich vereinbarte Ausgangsregelung und die weiteren im Vertrag getroffenen Vereinbarungen für eine gewisse Zeit nicht mehr gültig sind.

Außerdem werden abhängig vom Schweregrad des Regelverstoßes und dem individuellen Gefährdungsgrad der PatientInnen weitere Maßnahmen getroffen. Diese Maßnahmen sollten abgestimmt sein auf die besondere Psychopathologie, der sie begegnen sollen. Am ehesten wirksam und sinnvoll sind diese Maßnahmen als Einschränkung der Bewegungsfreiheit der PatientInnen. In Betracht kommen also ein Ausgangsverbot, d. h. ein Verweilen auf Station und die Beschränkung der Teilnahme an Zusatztherapien, aber bei schwereren Regelverletzungen oder höherem Gefährdungsgrad auch das »Time-out« und die Kontaktbeschränkung. Bei schwersten Regelverletzungen sowie massiver Gefährdung kann der Entzug von Mitteln zur Beschäftigung (z. B. Bücher, Radio) vereinbart werden.

Zwangsmaßnahmen erfordern natürlich immer die rechtliche Absicherung durch Einbeziehung des gesetzlichen Betreuers und ggfs. richterliche Entscheidung. Ambivalenz und Verhandlungen sollten dabei nicht sofort mit der Notwendigkeit von Zwangsmaßnahmen verknüpft werden. Sie sind häufig auch durch das therapeutische Eingehen zu bewältigen. Tabelle 3 zeigt eine grobe Zuordnung der zu treffenden Maßnahmen zu Beispielen für Regelverletzungen. Diese Aufstellung bietet allerdings nur eine Übersicht, häufig kommt es zu Überlappungen und Verknüpfungen unter Berücksichtigung einer sinnvollen, therapeutischen Handhabe.

In Ergänzung der oben stehenden Aufstellung muss noch die Erhöhung der verabreichten Menge an Sondennahrung erwähnt werden. Als allgemeine Regel kann gelten, dass die Menge der Sondennahrung gesteigert werden sollte, wenn es nicht zu einer Zunahme des Körpergewichts von mindestens 700 g pro Woche kommt oder gar zu einer Reduktion des Körpergewichts. Hierbei sollte um einen Beutel gesteigert werden, wenn die Zunahme des Körpergewichts unter

700 g pro Woche beträgt und bei Abnahme des Körpergewichts bis 1000 g um zwei Beutel.

Tab. 3: Exemplarische Zuordnung der Maßnahmen bei Regelverletzungen

Maßnahme	Beispiele für Regelverletzungen
Ausgangsverbot und Beschränkung der Teilnahme an Zusatztherapien	Erbrechen Unangemessene Aufnahme fester oder flüssiger Nahrungsmittel Lagern und Sammeln von Nahrungsmitteln Gebrauch von Laxanthien
Time-out und Kontaktsperre	Aufsuchen fremder Zimmer Beschaffung von festen oder flüssigen Nahrungsmitteln
Entzug von Beschäftigungsmitteln und Time-out	Lageveränderung der Sonde Verschütten von Sondenkost Exzessive Bewegung, etwa zu Radiomusik

Die Steigerung der Menge an gegebener Sondenkost sollte immer mit den PatientInnen gut abgesprochen werden, weil sie meist durch die eingeschränkte Motilität des Verdauungstraktes auch zu einer Verstärkung von Völlegefühl und Übelkeit führt und darüber hinaus nicht als Bestrafung erlebt werden sollte. Dennoch wird dies oft zumindest als Niederlage erlebt, das Ziel nicht erreicht zu haben.

Da ein Ausbleiben der Zunahme bzw. eine Abnahme des Körpergewichts einerseits Folge einer unzureichenden Unterstützung der oralen Ernährung als auch andererseits eine Folge von dysfunktionalen Verhaltensweisen oder Manipulationen sein kann, ist eine Steigerung der Menge von Sondennahrung nicht als direkte Reaktion auf dysfunktionale Verhaltensweisen bzw. Manipulationen zu sehen.

Häufige Manipulation des Körpergewichts kommt in Form von Erbrechen, unangemessener Aufnahme von fester Nahrung oder von Flüssigkeit, insbesondere vor dem wöchentlichen Wiegen, unangemessene Bewegung (tägliche Gymnastik etc.) oder Konsum von Nahrungsmitteln und/oder Präparaten, die eine abführende oder entwässernde Wirkung haben, vor (z. B. Zitronensaft, Essig sowie Laxantien, Diuretika, Süßstoff, zuckerfreie Bonbons oder Kaugummis, Aufbaupräparate, Teezubereitungen, süßstoffhaltige Getränke).

Die tägliche Trinkmenge ist, wie oben angeführt, im Vertrag festzulegen (bewährt hat sich eine Menge von 1500 ml pro Tag). Manipulation der Sonde oder der Sondennahrung liegt vor, wenn die Sonde in ihrer Lage verändert, Sondennahrung verschüttet wird oder die Beutel beschädigt werden. Die selbstständige Bedienung des zur Dosierung der Sondenkost verwendeten Infusomaten zählt ebenfalls zur Manipulation. Häufig kommen An- und Abschalten des Gerätes oder durch die PatientInnen vorgenommene Veränderungen der Einflussgeschwindigkeit vor. Der Infusomat sollte allein von Mitgliedern des therapeutischen Teams bedient werden.

Zur Manipulation zählt ebenfalls das Mitnehmen von Nahrungsmitteln oder Getränken auf das Zimmer und deren Lagerung sowie das Entwenden fremder Nahrungsmittel. Oft kommt es zur Mitnahme von Honigpäckchen, Salztütchen oder Zuckerstücken etc. auf das Zimmer. Auch suchte eine Patientin mit einer Anorexia nervosa und ausgeprägten bulimischen Anteilen häufig fremde Zimmer auf, um dort liegende Nahrungsmittel, etwa einen Keks oder ein Stück Schokolade, mitzunehmen und nach Verzehr zu erbrechen, um sich zu erleichtern. Zum Erbrechen suchte sie wiederum eine Toilette auf, die weit von ihrem eigenen Zimmer entfernt lag, um möglichst keinen Verdacht auf sich zu lenken.

Fallvignette 6:
Eine 22-jährige Patientin mit einer bulimischen Anorexia nervosa sowie Merkmalen einer emotional-instabilen Persönlichkeit kam mit einem Körpergewicht von 31,8 kg entsprechend einem BMI von 10,8 kg/m² zur Aufnahme. Sie stimmte der Anlage einer PEG zu und bekam Sondenkost.

Mehrfach nahm sie innerhalb von einer Woche etwa drei Kilogramm an Körpergewicht zu (von 32 kg auf 35 kg), ohne dass eine Hyponatriämie festgestellt wurde. Jedoch verlor sie mehrfach auch wieder etwa drei Kilogramm innerhalb von einer Woche, ohne dass die Menge der Sondenkost reduziert worden war.

Erst als sie die »Schwelle« von 36 kg Körpergewicht weit hinter sich gelassen hatte, konnte sie schuldbewusst berichten, dass sie in den ersten Wochen häufig dazu getrunken hatte, um einen Erfolg der Behandlung zeigen zu können. Um sich vor einer Entdeckung zu schützen, hatte sie heimlich mehrfach eine Menge von Natriumkapseln eingenommen, die ebenfalls unentdeckt unter ihrer Wäsche im Schrank lagerten.

Es hat sich bewährt, möglichst früh Maßnahmen einzuleiten, um möglichst schwerwiegendere Regelverletzungen und/oder Gefährdungen zu vermeiden. So kann ein Time-out für einige Stunden bei Regelverletzung während des gemeinsamen Essens wirksamer sein, als das Time-out bis zum nächsten Montag (erneute Bestimmung des Körpergewichts) etwa nach übermäßigem Erbrechen (Gefahr der Hypokaliämie) oder Trinken (Gefahr der Hyponatriämie) und konsekutiver Elektrolytstörung.

Das Ausmaß und die Art der getroffenen Maßnahmen hängen vom Schweregrad der Regelverletzung und vom mit der Regelverletzung verbundenen Gefährdungsgrad der PatientInnen ab. Die Einschätzung des Schweregrades der Regelverletzung und daraus resultierenden Gefährdung der PatientInnen ist nur unter Einbeziehung medizinischen Wissens zu treffen und bleibt somit dem therapeutischen Team überlassen. Dabei ist unbestritten, dass eine Elektrolytstörung schwerer zu gewichten ist als etwa die Mitnahme eines Honigs vom Essenstisch ins Zimmer. Die Einschätzung des Schweregrades einer Regelverletzung muss notwendigerweise auch immer das Risiko der Wiederholung bzw. der Folge einer schwereren Regelverletzung mit einbeziehen. Dieses Risiko gilt es besonders mit zu berücksichtigen, wenn eine getroffene Maßnahme, z. B. ein Time-out, wieder aufgehoben werden soll.

Als allgemeine Regel hat sich bewährt, dass nach einer Regelverletzung der Verbleib auf Station vereinbart wird, um weitere Gefährdungen zu vermeiden und damit das Verlassen der Station unterbleiben sollte (gekennzeichnet mit der Ziffer 5 in der Behandlungskurve). Die Teilnahme an Zusatztherapien ist grundsätzlich mitbetroffen soweit hierfür das Verlassen der Station oder eine Aufhebung des Time-out notwendig wäre. Ansonsten ist die Teilnahme an Zusatztherapien von der Einschätzung des Schweregrades und der Gefährdung der PatientInnen abhängig, wie sie durch das therapeutische Team getroffen wird.

Time-out und Kontaktsperre sind als zwei verschiedene Maßnahmen zu betrachten. Allerdings ist häufig eine Kombination der beiden sinnvoll. Der Waschraum und die Toilette sind während eines Time-out nur unter Aufsicht des therapeutischen Teams zu benutzen. Bei einem Time-out bleiben während der Mahlzeiten und dem Laufen der Sondennahrung die Fenster geschlossen, da die Erfahrung gezeigt hat, dass offene Fenster auch zur Entsorgung von Sondenkost, Nahrungsmitteln oder Erbrochenem von den im Time-out befindlichen, psychomotorisch stärker angespannten PatientInnen genutzt wurden. Die PatientInnen sollten nur ein Telefonat pro Tag führen, das nicht länger als zehn Minuten sein sollte sowie maximal zwei Zigaretten pro Tag rauchen (hierzu sollte unter Aufsicht der Raucherraum aufgesucht werden). Häufig benutzten die PatientInnen ihr Mobiltelefon während eines Time-out zur Beschäftigung, indem Eltern und Freunde mitunter pausenlos angerufen und von anderem abgehalten wurden. Dies fiel mitunter erst auf, als der wiederholt Angerufene sich telefonisch an das Personal wandte.

Besuch sollte im Time-out nur nach Absprache mit dem therapeutischen Team empfangen werden. Wie bereits beschrieben, hat es sich bewährt, bei einmaliger oder geringfügiger Regelverletzung oder Manipulation ein Time-out auch nur für kurze Zeit, etwa einige Stunden zu vereinbaren. Bei weiteren schwerer wiegenden Manipulationen (Lageveränderungen der Sonde, Verschütten von Sondennahrung, Erbrechen etc.) sollte auch ein längeres Time-out mit nur punktuellem Verlassen des Zimmers und Ausgang auf Station vereinbart werden. Ein Time-out für längere Zeit kann notwendig sein, wenn etwa das Vermögen der PatientInnen so stark eingeschränkt ist, dass sie die Konsequenzen ihres Handelns auch kurzfristig nicht mehr einschätzen bzw. die Verantwortung für die Konsequenzen ihres Handelns aufgrund krankheitsspezifischer Merkmale übernehmen können.

3.4 Phase III – Ernährung, Psychotherapie und Planung der Weiterbehandlung

Diese Phase ist mit einer nochmaligen deutlichen Umstellung für die PatientInnen verbunden, die schwieriger zu bewältigen sein kann als die Umstellung zu

Beginn der Behandlungsphase. Sie selbst haben ein Körpergewicht entsprechend einem BMI von 17 kg/m² erreicht und müssen sich darauf einstellen.

Einerseits ist das Erreichen des Zieles für sie sehr wichtig und stellt einen Erfolg dar. Viele berichten von einem Gefühl der Sicherheit, da sie um die Risiken etwa plötzlicher Entgleisungen des Stoffwechsels nur zu gut gewusst haben. Diese Risiken sind in dieser Phase deutlich geringer. Anderseits können sie ihren Körper mit deutlicher Zunahme zunächst am Körperstamm kaum akzeptieren. Viele unangenehme Gefühle müssen bewältigt werden. Sie stehen dem Erfolg gegenüber, ein Ziel erreicht zu haben.

Für viele PatientInnen ist es zunächst sogar schwierig, diesen Erfolg anzuerkennen. Sie werden häufig von ihren Gefühlen hin- und hergerissen, entfalten oft immense Aktivität und müssen auch jetzt wieder gut beraten werden, ihre Ressourcen richtig zu bemessen und einzuschätzen. Bemerkenswert ist, dass sowohl die Akzeptanz und Gewöhnung an die Sonde und die zusätzliche Ernährung mit Sondenkost als auch die vehemente Ablehnung bei diesen PatientInnen mit Anorexia nervosa vorkommt.

Fallvignette 7:
Eine 24-jährige Patientin mit einer Anorexia nervosa mit bulimischen Anteilen hatte immense Schwierigkeiten gehabt, das Ziel eines BMI von 17 kg/m² zu erreichen. Sie hatte fortwährend um Akzeptanz der Sondenernährung gerungen. Fast täglich hatte sie verhandelt, ob die Sondenkost nicht reduziert werden könne. Ihr Zimmer hatte sie zeitweise kaum verlassen, um sich nicht den Blicken von Mitpatienten und Personal aussetzen zu müssen.

Nun wurde die Sondenkost abgesetzt und sie konnte sich nach Vereinbarung im Therapievertrag freier bewegen. Sie war sehr erleichtert, wenn sie das Praktizieren einiger der geheimen Rituale auch noch nicht unterlassen konnte. Weiterhin bestanden Schamgefühle, auch wegen ihres körperlichen Zustandes und der Zunahme des Unterhautfettgewebes auf den Wangenknochen. Sie erinnerte sich aber gut daran, wie eingeschränkt sie vor der Behandlung gewesen war. Insbesondere die Bewältigung leichter Steigungen beim Spazierengehen und erst das Steigen von Treppen waren ihr sehr schwergefallen. Dies bereitete ihr nun kaum mehr Probleme.

Allerdings ist die in dieser Phase angestrebte Umstellung von weiteren Unsicherheiten geprägt. Wie schon berichtet, gibt die Möglichkeit, jederzeit mit hochkalorischer Sondenkost unterstützt werden zu können und dadurch vor der Gewichtsabnahme, einer »Abwärtsspirale« sowie den mit ihr verbundenen Gefühlen des Misserfolges geschützt zu sein, Sicherheit. Diese Sicherheit wird nun schrittweise abgebaut. Zuerst wird keine Sondenkost mehr gegeben. Sie wurde in den vorangehenden Wochen schrittweise reduziert und wird nun ganz abgesetzt. Die Reduktion wird der besseren Durchführbarkeit um jeweils einen Beutel vorgenommen (500 ml entsprechend 750 kcal). Auch eine Reduktion dieser Größenordnung kann bereits sehr schwierig zu bewältigen sein. Nur bei wenigen PatientInnen konnte diese Reduktion vorher nicht vorgenommen werden, weil ohne Unterstützung mit Sondenkost, das Körpergewicht wieder abnahm und zu befürchten war, dass sich die Behandlung in die Länge ziehe. Ursächlich ist zunächst einmal, eine noch nicht ausreichende orale Nahrungsaufnahme in Betracht zu ziehen, die den PatientInnen noch nicht möglich ist.

Dies sollte nicht als eine Regelverletzung gewertet werden, da nach dem hier dargestellten Behandlungskonzept bis zu diesem Zeitpunkt die Gewichtszunahme im Vordergrund gestanden hat und nicht direkt an der Veränderung des Essverhaltens gearbeitet wurde, wenn auch das Essverhalten öfter im Verlauf angesprochen wurde. In Fällen, in denen die vorherige Reduktion nicht möglich war, wurde schließlich erst nach Erreichen des Zielgewichts vorsichtig reduziert. Bis die PatientInnen schließlich das Körpergewicht halten konnten.

Die PatientInnen müssen darauf vertrauen, genügend Nahrung zu sich nehmen zu können bzw. durch altbewährte Kompensationsstrategien und Rituale nicht wieder an Körpergewicht zu verlieren. Dennoch sind sie sich meist sehr unsicher, wie viel Nahrung ausreicht, um das Körpergewicht zu halten. Die Nahrungsaufnahme wird auch in dieser Phase noch nicht wieder durch Hunger- und Sättigungsgefühl bestimmt, auch der Genuss bleibt meist noch aus. Das Halten des Körpergewichts ist die Motivation der Nahrungsaufnahme. Gelingt den PatientInnen das Körpergewicht ohne Sondenkost und Manipulation wie übermäßige Flüssigkeitsaufnahme zu halten, wird die Sonde entfernt. Es ist nun nicht mehr möglich, die Sondenkost direkt in den Magen zu geben. Eine weitere Sicherheit fällt weg.

Zur Unterstützung bei diesen Umstellungen wurde das Behandlungssetting allmählich geändert. Es werden regelmäßige psychotherapeutische Einzelsitzungen vereinbart. Darüber hinaus finden weiterhin bei Bedarf ein Symptommanagement statt, eine Essbegleitung durch die PsychotherapeutInnen sowie tägliche Visitengespräche mit dem behandelnden Arzt/der behandelnden Ärztin. Auch besteht nach wie vor eine engmaschige Betreuung durch das Pflegepersonal auf Station. Zudem ist bereits Kontakt zur Sozialpädagogin/zum Sozialpädagogen aufgenommen worden, um die Weiterbehandlung zu planen.

3.4.1 Zusatzuntersuchungen

Spätestens in dieser Phase sollten auch grundlegende Untersuchungen zum Status der PatientInnen erfolgen, wenn diese nicht bereits durchgeführt wurden. In der folgenden Übersicht sind diese zusammengestellt:

1. eine cranielle Kernspintomographie (cMRT)
2. eine Densitometrie (Bestimmung der Knochendichte)
3. eine gynäkologische Untersuchung und Beratung
4. eine neuropsychologische Testung (HAWIE)

Eine cranielle Kernspintomographie sollte zum Ausschluss von hirnmorphologischen Veränderungen (Atrophie, zentrale pontine Myelinolyse etc.) durchgeführt werden. Es sind Hinweise für Veränderungen des Gehirns bereits im Zeitraum der Behandlung und Gewichtszunahme in den letzten Jahren gefunden worden. Joos et al. untersuchten die Untersuchungsergebnisse des MRT von sechs ehemals anorektischen PatientInnen, die seit $5,2 \pm 1,9$ Jahren Normalgewicht hatten, aber vorher bis zu einem BMI $12,1 \pm 1,2\,kg/m^2$ nach Mittelwert abgenommen hatten. Die Ergebnisse zeigten, dass während der Behandlung in der Klinik und der Wiederherstellung des Körpergewichts bereits das Volumen der grauen Substanz des Gehirns zugenommen hatte. Hinsichtlich spezifischer Regionen des Gehirns war aktuell jedoch das Volumen der grauen Substanz zwar größer als bei symptomatischen PatientInnen, aber geringer als bei gesunden Kontrollprobanden (Joos et al. 2011).

Die Bestimmung der Knochendichte sollte wegen der durch die Mangelernährung verursachten Osteopenie/-porose durchgeführt werden. So fanden Misra und Mitarbeiter, dass das Verhältnis von Knochenalter zu Lebensalter der von ihnen untersuchten adoleszenten Probandinnen mit Anorexia nervosa signifikant niedriger war als in der Kontrollgruppe und positiv korrelierte mit der Dauer der Erkrankung sowie Merkmalen des Ernährungszustands. Die Untersuchung der mineralischen Knochendichte ergab für 41 % der Probandinnen mit Anorexia nervosa z Scores von gleich oder weniger als -1, während dies nur bei 21 % in der Kontrollgruppe der Fall war, was zunächst einmal eine deutliche Minderung der Knochendichte bei den anorektischen PatientInnen zeigte. Ebenso wurden von den Autoren die Konzentrationen für Estradiol und luteinisierendem Hormon (LH) gemessen. Es fanden sich signifikant niedrigere Konzentrationen für Estradiol in der Gruppe mit Anorexia nervosa gegenüber der Kontrollgruppe, während die Konzentrationen für LH nur einen Trend zeigten, aber keine signifikante Differenz. Da eine Amenorrhoe jedoch bei vielen Patientinnen der Abnahme an Körpergewicht vorausgeht, erwähnen die Autoren, dass die Mangelernährung allein nicht hinreichend die menstruale Dysfunktion erkläre, sondern erhöhter Stress etc. auch mit in Betracht gezogen werden müsse (Misra et al. 2004).

Nach Erreichen eines Körpergewichts entsprechend einem BMI von $17\,kg/m^2$ wird den Patientinnen empfohlen, sich zum Konsil in der gynäkologischen Klinik vorzustellen, um sich dort untersuchen, aber etwa auch hinsichtlich eines geeigneten Kontrazeptivums beraten zu lassen.

Die neuropsychologische Testung kann meist erst in dieser Phase erfolgen, da die PatientInnen hierzu vorher nicht in der Lage sind. Es werden in unserer Klinik Aufgaben des Hamburg-Wechsler Intelligenztests (HAWIE) benutzt, um die kognitive Leistungsfähigkeit zu testen. Lopez und Mitarbeiter fanden beim Review von Studien zur Untersuchung der kognitiven Leistungsfähigkeit bei PatientInnen mit Anorexia nervosa insgesamt keinen Unterschied der kognitiven Leistungsfähigkeit im Vergleich zum normativen Kollektiv, auch nicht in Abhängigkeit vom BMI, also dem Stadium der akuten Erkrankung (Lopez et al. 2010). Allerdings ergeben sich meist im akuten Krankheitsstadium Auffälligkeiten im Bereich exekutiver Funktionen.

3.4.2 Ernährung

Auch in dieser Phase der Behandlung nehmen die PatientInnen mit Anorexia nervosa unverändert an den drei Mahlzeiten an ihrem Tisch teil. Sie bekommen weiterhin ein eigenes Tablett serviert mit den von ihnen ausgewählten Speisen. Bei der Auswahl der Speisen und Zusammenstellung der Mahlzeiten werden sie weiterhin beraten, um der Unsicherheit, des Wieviel und Was gegessen werden muss, zu begegnen.

Dennoch kommt es vor, dass die Zutaten auf den einzelnen Tabletts am Tisch von den PatientInnen untereinander ausgetauscht werden. Auch führt die Befürchtung, das Körpergewicht nicht halten zu können, manchmal dazu, dass PatientInnen besonders in dieser Phase doppelte Portionen zu sich nehmen. Hierzu kann es kommen, wenn sie mit PatientInnen am Tisch sitzen, die in einem weniger fortgeschrittenen Stadium der Behandlung sind und ihre Nahrungsmittel und Speisen nicht zu sich nehmen. In der Folge entsteht bei den PatientInnen, die nun zwei Mahlzeiten zu sich genommen haben, etwa Brechdruck und Übelkeit. Dennoch erscheint es uns sinnvoll, dass alle zusammen die Mahlzeiten einnehmen. Es wird so auch ein Lernen untereinander möglich und der Fortschritt, die Veränderungen im Laufe der Behandlung werden den PatientInnen deutlicher. PatientInnen, die am Anfang der Behandlung stehen, können beispielhaft erleben, dass der Zustand, in dem sie sich befinden, veränderbar ist.

Bei Mitnahme von Nahrung auf das Zimmer werden weiterhin häufig Vorräte angelegt, die auch jetzt noch bis zur Ungenießbarkeit gelagert werden. Aus diesem Grunde ist es nach wie vor nicht gewünscht, dass außer dem Stück Obst am Abend Nahrungsmittel mit auf das Zimmer genommen werden. Dies gilt auch für Nahrungsmittel, die im Ausgang von Station etwa am Kiosk der Klinik oder in der Stadt eingekauft und mitgebracht werden. Auch ist zu berücksichtigen, dass die PatientInnen meist nicht allein in einem Zimmer sind, sondern mit anderen anorektischen PatientInnen zusammen ein Zimmer bewohnen. Hier kommt es folglich zum Austausch oder gar Entwenden der fremden Nahrungsmittel, insbesondere wenn die PatientInnen sich in verschiedenen Phasen ihrer Behandlung befinden.

Eine Besonderheit stellt auch noch das Mitbringen von Nahrungsmitteln durch Angehörige und Freunde dar. Die Erfahrung hat gezeigt, dass insbesondere nahe Angehörige und besonders zu Beginn der Behandlung den PatientInnen Kekse, Lieblingsspeisen und ähnliches mitbringen oder per Post schicken. Diese müssen im Stationszimmer in einem für die PatientInnen bereit stehenden und verschließbaren Fach gelagert werden, das eigentlich für die Aufbewahrung von Wertsachen vorgesehen ist. Mit den PatientInnen wird bei mitgebrachten Nahrungsmitteln eine geeignete Portionierung besprochen. Diese Fächer sind in den letzten Jahren zeitweise randvoll mit Nahrungsmitteln gewesen. Die Einbeziehung der Angehörigen ist hier eine wichtige Maßnahme, um sich nicht dem Vorwurf auszusetzen, Nahrungs- und Genussmittel gerade in dieser Situation vorzuenthalten.

Hier zeigt sich auch die Verstrickung in die krankheitserhaltenden Konstellationen, welche an anderer Stelle bereits erwähnt wurden. Aus diesem Grunde ist auch das aufklärende Gespräch mit den betroffenen Angehörigen, Eltern und Freunden notwendig, wenn die PatientInnen diesem zustimmen. Dennoch kommt es häufig dazu, dass sich diese Mitbringsel wiederholen.

Nach Absetzen der Sondenkost sollte im Allgemeinen zwei Wochen abgewartet werden, bis die Sonde entfernt wird, um den PatientInnen Zeit zu lassen, sich an die Umstellung zu gewöhnen sowie die Befürchtungen und Ängste, die damit verbunden sind, zu bearbeiten. Je nach Einschätzung der individuellen Situation und Stabilität der PatientInnen wird hiervon natürlich auch abgewichen.

3.4.3 Psychotherapie in Einzelsitzungen

Die psychotherapeutische Behandlung und Unterstützung durch Essbegleitung und Symptommanagement wird bei Erreichen eines vorher vereinbarten Körpergewichts durch zweimal wöchentliche kognitiv-verhaltenstherapeutische Sitzungen erweitert.

Diese Ergänzung ist nicht an das Erreichen eines Körpergewichts entsprechend einem BMI von 17 kg/m^2, also dem Erreichen von Phase III geknüpft. Allerdings wirken sich vorher bestehende Beeinträchtigungen durch motorische Unruhe, Bewegungsdrang mitunter sehr hinderlich auf eine Psychotherapie aus. Auch können die PatientInnen von einer psychotherapeutischen Betreuung kaum profitieren, wenn sie von Ängsten und Befürchtungen so eingeschränkt sind, dass sie ihre Gedanken nicht entwickeln können, sondern im Minutentakt wiederholen, was sie quält.

Dennoch sollten auch jetzt noch Anzahl, Länge, Thematik und Vorgehensweise von der Einschätzung der Leistungsfähigkeit und des Zustandes der PatientInnen durch die Therapeutin/den Therapeuten abhängig sein und weniger von den Wünschen der PatientInnen. Gerade hier kann es wieder zu einer starken Inanspruchnahme der Therapeutin/des Therapeuten kommen, weil diese Art der Behandlung nach der langen Pause noch ungewohnt ist. Auch bietet eine solche Sitzung Raum für das Externalisieren von Ängsten und Befürchtungen, welche die PatientInnen nach langer Zurückhaltung nun hier äußern.

Thematisch sollten in diesen Sitzungen aktuelle Probleme im Vordergrund stehen, die mit der Gewichtszunahme und der Umstellung der Ernährung zu tun haben. In Bezug auf die Zunahme an Körpergewicht ist besonders auch die Aufklärung und Psychoedukation im Rahmen eines Krankheits- und Behandlungskonzept wichtig, die in den täglichen Einzelgesprächen mit der behandelnden Ärztin/dem behandelnden Arzt auch ihren Platz findet. Dies kann psychotherapeutisch durch Eingehen auf das Selbstwertgefühl unterstützt werden. Umgang mit dem und Anerkennung des erreichten Zieles ist von Bedeutung für die Stabilisierung des Behandlungserfolges. Eng verknüpft hiermit ist die Übernahme der Verantwortung hierfür.

Es ist wichtig, auf die Notwendigkeit der Kontinuität der Behandlung einzuge-hen. Eine Behandlung der Anorexia nervosa ist langwierig, wie auch die einlei-tend erwähnten Untersuchungen zum Langzeitverlauf zeigen. Nach Erreichen des Zieles der aktuellen Behandlung müssen mit den PatientInnen neue Ziele besprochen werden. Häufig wollen die PatientInnen in der Annahme mit dem aktuell erreichten Ziel, alles hinter sich lassen zu können, ihr vorheriges Leben nun fortsetzen oder gar ein ganz neues Leben beginnen. Sie übersehen dabei oft ihre Verletzlichkeit, dabei ist gerade die kontinuierliche Weiterbehandlung, ins-besondere hinsichtlich der Veränderung des Essverhaltens von enormer Bedeu-tung.

Fallvignette 8:
Eine 20-jährige Patientin mit einer Anorexia nervosa vom restriktiven Sub-typ hatte endlich ein Körpergewicht entsprechend einem BMI von $17\,\mathrm{kg/m^2}$ erreicht. Im Laufe der nächsten Wochen konnte die zusätzliche Ernährung mit Sondenkost ohne Schwierigkeiten eingestellt werden. Auch die Sonde konnte wieder entfernt werden. Die Patientin freute sich sehr darüber, das Ziel der Behandlung erreicht zu haben und berichtete, demnächst wieder zum Bergsteigen aufbrechen zu wollen.

Die Weiterbehandlung in einer stationären Einrichtung mit spezialisiertem Programm war bereits geplant und sie konnte dahin verlegt werden. Nach der Behandlung in dieser Einrichtung entstand allerdings eine zeitliche Lü-cke, da sie noch nicht in die therapeutische Wohngruppe aufgenommen wer-den konnte, die zur Weiterbehandlung ausgesucht worden war. So musste sie für einige Monate an ihren vorigen Wohnort bzw. in ihre vorige Wohn-form zurückkehren. Dort war sie auch den vorigen Stressoren ausgesetzt und hatte kaum einen spezialisierten Ansprechpartner. Allmählich fiel es ihr wie-der schwerer, genügend Nahrung zu sich zu nehmen. Etwa ein halbes Jahr nach ihrer Entlassung aus unserer Klinik kam es bei einem Körpergewicht entsprechend einem BMI von etwa $13\,\mathrm{kg/m^2}$ wieder hier zur Aufnahme.

So ist besonders auf die Fortsetzung der Behandlung hin zu arbeiten. In Bezug auf die Unsicherheit hinsichtlich der Menge und Auswahl der Nahrung werden mit den PatientInnen Pläne erstellt. Allerdings sind auch Pläne zur Strukturie-rung des Alltags sinnvoll. Auch können Themen der sozialen Interaktion, der Auseinandersetzung, des Verhaltens in Konfliktsituationen mit anderen bereits berührt werden.

Ein weiteres Thema ist die Funktionalität der Essstörung und der mit ihr ver-bundenen störungsspezifischen kompensatorischen Verhaltensweisen. Die hier behandelten PatientInnen sind mehrheitlich bereits viele Jahre erkrankt (siehe Rückblick und Ausblick) und sind meist »Spezialisten« für Essstörungen, insbe-sondere die Anorexia nervosa. Es gelingt ihnen jedoch auch nach Jahren nicht, dieses Wissen in ihre Handlungen, ihr Verhalten umzusetzen. Daher müssen nun auch für die seit langem eingeübten dysfunktionalen Strategien alternative Verhaltensweisen mit ihnen gesucht und besprochen werden.

Angehörige und Vertrauenspersonen sind bei der Behandlung von PatientInnen mit Anorexia nervosa, wie schon mehrfach angedeutet, eine wichtige Gruppe. Häufig sind Schuldgefühle gegenüber den PatientInnen und Selbstvorwürfe. Vertrauenspersonen werden, soweit die PatientInnen einverstanden sind, zu jedem Zeitpunkt des Behandlungsverlaufs mit einbezogen.

Die Einbeziehung von nahen Angehörigen und Kontaktpersonen, etwa in einer speziellen Gruppe für Angehörige oder gar im Rahmen familientherapeutischer Interventionen, ist wichtig und als einer der Grundbausteine der Behandlung vor allem auch bei jugendlichen PatientInnen mit Anorexia nervosa anzusehen. Eltern und andere nahe Angehörige sind häufig den Ängsten und Befürchtungen sowie der daraus folgenden Dynamik im Verlauf, aber gerade bei einem Refeeding der PatientInnen unmittelbarer ausgesetzt als Dritte. Sie fühlen mit den PatientInnen mit, wie es bereits im vorhergehenden Abschnitt im Zusammenhang mit dem Mitbringen von Nahrungsmitteln angeklungen ist.

Häufig kam es in den letzten Jahren zu Telefonanrufen von Eltern, besonders wenn sie nicht in München lebten und keine Gelegenheit hatten, in die Klinik zu kommen. Wenn die PatientInnen vorher telefonisch Mutter oder Vater ihre Schwierigkeiten bei der Behandlung, beim Refeeding dargestellt hatten, wollten sie dann mitunter auch Veränderungen des Therapievertrags für ihre Töchter oder Söhne erwirken und mussten ebenfalls immer wieder von dem Behandlungskonzept und Refeeding überzeugt werden. Die Situation der Eltern war mitunter besonders schwierig, wenn diese auch mit der gesetzlichen Betreuung betraut worden waren oder ihre Tochter, ihr Sohn auf ihre Veranlassung hin in die Klinik aufgenommen worden war.

Auch innerhalb des dargestellten Konzepts finden sich hier wichtige Anknüpfungspunkte, wie bereits zum Beispiel im vorhergehenden Abschnitt angedeutet. Die Einbeziehung von Vetrauenspersonen gestaltet sich derzeit noch relativ schwierig, da die meisten PatientInnen nicht aus München kommen und die Eltern und Vertrauenspersonen oft mehrere hundert Kilometer entfernt leben, etwa in Freiburg im Breisgau, Dortmund, Berlin, um nur einige Herkunftsorte zu nennen. So müssen solche Gespräche an Einzelterminen stattfinden und können auch nicht regelmäßig wiederholt werden.

Allerdings muss gezielte störungsspezifische psychotherapeutische Behandlung den weiterbehandelnden Einrichtungen und Ärzten überlassen werden und kann hier nur vorbereitend vorgenommen werden.

3.4.4 Planung der Weiterbehandlung

Die Planung der Weiterbehandlung wird von den PatientInnen mit Unterstützung der Sozialpädagogin/des Sozialpädagogen vorgenommen. Oft haben sich die PatientInnen bereits im Vorfeld der Aufnahme in unsere Klinik eine störungsspezifisch psychotherapeutisch ausgerichtete Einrichtung oder Klinik ausgesucht. Bei Aufnahme äußern sie, häufig die Vorstellung, die hiesige Behandlung sei nur von kurzer Dauer, ein »Intermezzo«, um vielleicht auch nur das von der gewünschten Einrichtung als Aufnahmekriterium geforderte Körpergewicht zu erreichen. Im Laufe der Behandlung ändert sich manchmal der Wunsch, in eine bestimmte Klinik, Einrichtung oder Form der Weiterbehandlung entlassen zu werden. Die PatientInnen haben sich mit anderen ausgetauscht, andere haben von ihren Erfahrungen berichtet. Sind die PatientInnen aus einer spezialisierten psychotherapeutischen Klinik übernommen worden, wird im Allgemeinen die Weiterbehandlung durch Rückübernahme dorthin zunächst in Betracht gezogen.

Um nun genauere Informationen über die gewünschte Einrichtung bzw. überhaupt die Möglichkeit einer geeigneten Weiterbehandlung zu bekommen, wenden sich die PatientInnen an die Sozialpädagogin/den Sozialpädagogen, der meist auch die Anmeldung in Rücksprache mit dem therapeutischen Team vornimmt.

Es wird Wert darauf gelegt und die PatientInnen werden dahingehend beraten, dass sie weitgehend die Verantwortung für die Weiterbehandlung übernehmen und selbst bestimmen sowie dabei auch in Kontakt mit ihrem gesetzlichen Betreuer sind. Innerhalb des hier dargestellten Behandlungskonzeptes ist nicht festgelegt, ob die Weiterbehandlung ambulant, in einer Wohngruppe oder in einer psychotherapeutisch störungsspezifisch ausgerichteten Klinik erfolgen sollte.

Allerdings wird aufgrund der Schwere der Erkrankung unter Einbeziehung sowohl der hiesigen Behandlung als auch der bisherigen Krankheitsgeschichte zumeist eine zunächst stationäre psychotherapeutisch ausgerichtete Behandlung empfohlen. Über die Hälfte der bisher hier behandelten PatientInnen wählte zunächst diese Form der Weiterbehandlung. Interessanterweise findet sich auch dort unter den hier behandelten PatientInnen ein Unterschied hinsichtlich des diagnostischen Subtyps. So wählten PatientInnen mit bulimischer Symptomatik häufiger die stationäre Weiterbehandlung.

Nur bei einem dringenden Verlegungswunsch der PatientInnen und des Betreuers vor Abschluss der hiesigen Behandlung sollte natürlich sorgfältig geprüft werden, ob die gewünschte Einrichtung für die Behandlung der PatientInnen ausgelegt ist. So kam es in den letzten Jahren auch vor, dass sich nach Anmeldung durch die PatientInnen auf deren dringenden Wunsch Einrichtungen mit uns in Verbindung gesetzt haben, die über den aktuellen Zustand der PatientInnen nicht informiert waren.

4   Zusammenfassung

Es gibt in Deutschland zu wenige Behandlungsmöglichkeiten für extrem unter-gewichtige PatientInnen mit Anorexia nervosa (BMI unter 13 kg/m^2). Mit der Entwicklung dieses Behandlungskonzepts sollte eine Ergänzung hierzu geschaf-fen werden, gerade mit der Anlage einer perkutanen Magensonde, um ein erfol-greiches Refeeding zu gewährleisten. In den letzten Jahren gab es viele Anmel-dungen in unserer Klinik und es bestand eine lange Warteliste. Die PatientInnen wurden aus nahezu dem ganzen Bundesgebiet angemeldet.

Dem Zustand der PatientInnen entsprechend steht in diesem Konzept das Be-handlungsziel der Wiederherstellung des Körpergewichts zunächst im Vorder-grund. Nach diesem Behandlungskonzept wird erstens eine Klärung der rechtli-chen Grundlage für Aufnahme und Behandlung, zweitens die Anlage einer mittels perkutaner endoskopischer Gastroenterostomie (PEG) angelegten Sonde empfohlen und drittens ein möglichst individuell gestalteter Therapievertrag zwischen PatientInnen und therapeutischem Team erarbeitet, in dem eine Zu-nahme des Körpergewichts mit der Reduktion von Sondenkost, der Ausgangsre-gelung und der Teilnahme an weiteren Therapien verbunden ist.

Viele PatientInnen stehen einer Behandlung, dem Refeeding, insbesondere auf einer geschützten Station in einer psychiatrischen Klinik sehr ambivalent gegenüber oder lehnen diese trotz ihres lebensbedrohlichen Zustands ab. Die Anlage einer PEG ist zunächst ebenfalls mit starken Ängsten und Befürchtun-gen verbunden. Die Sonde wird allgemein von den PatientInnen später gut to-leriert. Die PEG bietet gegenüber einer oralen Ernährung mit Sondenkost oder einer transnasalen Sonde Vorteile. Die PatientInnen müssen sich zur oralen Aufnahme von Nahrung überwinden und auch Unannehmlichkeiten bei langer Verweildauer der Sonde, wie sie durch eine transnasale Sonde gegeben sind, kommen nicht vor. Trotz dieser Vorteile einer PEG scheinen vergleichbare Be-handlungskonzepte des Refeeding eine Unterstützung der oralen Nahrungsauf-nahme mittels ebenfalls oral aufgenommener Sondenkost oder über transnasa-le Sonden bisher zu bevorzugen.

Die Schwerpunkte spannen einen weiten Bogen von Zwangsmaßnahmen, wie sie mit einer gesetzlichen Betreuung und ggfs. richterlichen Unterbringung möglich sind, bis hin zu einer Freiwilligkeit, wie sie mit der Zustimmung der PatientInnen zu dem Therapievertrag gegeben ist. Das Spannungsfeld zwischen diesen beiden Polen kennzeichnet die Bedingungen der zur Behandlung kom-menden PatientInnen, die aufgrund der Erkrankung in vitaler Bedrohung leben, und sie kennzeichnen den Versuch, der außerordentlichen Lebenssituation die-ser Menschen angemessen zu begegnen. Dabei ist das Ziel der Behandlung in diesem Spannungsfeld auch durch Unterstützung der allmählichen Zunahme des Körpergewichts und therapeutischen Eingehens auf dysfunktionale Bewältigungsstrategien, Spannungen abzubauen, wie sie etwa zwischen dem von PatientInnen häufig geäußerten Vorsatz bestehen, einerseits essen zu wollen, aber andererseits nicht essen zu können.

Der Einteilung aufgrund von Schweregrad der Symptomatik und Krankheitsverlauf folgend, wie sie bei Laakmann und Mitarbeitern (2006) dargestellt ist, handelt es sich bei den hier behandelten PatientInnen um jene mit schwerstem Krankheitsverlauf und vitaler Gefährdung (Gruppe 4), mit anamnestisch bekannten Notfallbehandlungen in medizinischen und/oder psychiatrischen Kliniken sowie häufigem Vorkommen von Suizidalität.

Zur Behandlung wurden bisher PatientInnen im Lebensalter von 18 und älter aufgenommen (Mittelwert und Standardabweichung etwa $25,4 \pm 7,0$ Jahre). Bei Aufnahme zeigte sich, dass sie oft bereits über mehrere oder viele Jahre erkrankt waren (etwa $8,4 \pm 5,7$ Jahre) und häufig vielfach in ambulanter und stationärer (intensiv-)medizinischer, psychotherapeutischer oder psychiatrischer Behandlung gewesen waren. Der BMI bei Aufnahme betrug meist weniger als $13\,kg/m^2$ und der BMI bei Entlassung durchschnittlich zwischen 16 und $17\,kg/m^2$. Die Behandlungsdauer von Aufnahme bis Entlassung war bei PatientInnen mit restriktiver Anorexia nervosa signifikant kürzer (durchschnittlich etwa 100 Tage) als bei jenen mit dem bulimischen Subtyp der Anorexia nervosa (durchschnittlich etwa 150 Tage).

Das Outcome bei der Behandlung scheint vor allen Dingen von der Wiederherstellung des Körpergewichts abhängig, aber ebenfalls von der Dauer der Erkrankung bzw. Länge des Verlaufs, was häufig übereinstimmend festgestellt wurde. Der Erfolg eines Refeeding ist maßgeblich durch zwei Faktoren beeinflusst. Einerseits muss die Wiederherstellung des Körpergewichts und andererseits die Änderung des Essverhaltens erreicht werden, was bei der restriktiven und der bulimischen Formen der Anorexia nervosa unterschiedlich sein könnte, wie bei nach hier dargestelltem Konzept behandelten PatientInnen hinsichtlich der Gewichtszunahme im Verlauf des Refeeding festzustellen war. Weitere Unterschiede der beiden Subtypen deuten sich in der aktuellen Forschung an. So stellten Fraga und Mitarbeiter Unterschiede hinsichtlich des Aufnahmezeitpunkts in der kalten oder warmen Jahreszeit fest. Sie berichteten, dass der BMI und folgend die Dauer der Behandlung bis zur Entlassung von PatientInnen mit dem restriktiven Subtyp signifikant niedriger bzw. länger war gegenüber PatientInnen mit bulimischem Subtyp, wenn diese in der kalten Jahreszeit aufgenommen wurden (Fraga et al. 2014). Auch die nach diesem Konzept behandelten PatientInnen weisen hinsichtlich Alter und Geschlecht deutliche Unterschiede auf, wenn man die beiden Subtypen (restriktiv und bulimisch) betrachtet. Während der Schweregrad der Symptomatik und die Dauer der Erkrankung eine deutlichere Einheitlichkeit aufweist.

Ziel dieser Darstellung ist es, erstens das Konzept zur Behandlung extrem untergewichtiger PatientInnen mit Anorexia nervosa, wie es in der Klinik für Psychiatrie und Psychotherapie der Ludwig Maximilians-Universität in München entwickelt wurde, umfassend darzustellen. Zweitens eine Einführung in das komplexe Themengebiet der Anorexia nervosa gerade hinsichtlich körperlicher Veränderungen bei extremem Untergewicht und Refeeding zu geben. Das therapeutische Team kann bereits auf eine mehr als zehnjährige Erfahrung in der Behandlung dieser PatientInnen zurückblicken.

Die Anorexia nervosa könnte als eine besondere oder auch sehr schwere Form der affektiven Erkrankungen angesehen werden. Vor allem sind Beeinträchtigungen des Gemüts zu beobachten. Außerdem kommt es zur Beeinträchtigung einer existentiell notwendigen Verhaltensweise, wie der Nahrungsaufnahme. In einem bestimmten Stadium sind psychosenahe Erlebnisweisen häufig, wenn nicht sogar das diagnostische Kriterium – die Störung des Körperschemas – als psychosenah angesehen werden muss. Bei affektiven Störungen stellt psychotisches Erleben auch immer das Kriterium für eine schwergradige Störung dar. Auch vorausgehende affektive Beeinträchtigungen sind bei der Anorexia nervosa bekannt und bei Hungern und Fasten sowie zunehmendem körperlichen Untergewicht kommt es auch zunehmend zu depressiver, Angst- und Zwangssymptomatik.

Fast immer finden sich auch Merkmale von Persönlichkeitsstörungen. Dabei sind ängstlich-vermeidende und zwanghafte Merkmale der Persönlichkeit am häufigsten bei der restriktiven sowie auch der bulimischen Form der Anorexia nervosa. Oft zeigen PatientInnen mit bulimischen Anteilen überdies noch emotional-instabile Merkmale der Persönlichkeit. Es ist vorstellbar, dass auch die Merkmale von Persönlichkeitsstörungen mit zunehmendem Untergewicht deutlicher hervortreten, wie bei obengenannten Störungen die Symptomatik ebenfalls zunimmt, die PatientInnen verletzlicher und anfälliger werden. Hinsichtlich der Persönlichkeit könnte dies auch auf zunehmende psychomotorische Anspannung zurückgeführt werden. Hinzu kommt das Auftreten störungsspezifischen kompensatorischen Verhaltens, das durch körperliche Veränderungen mitbegründet zu sein scheint.

Auf körperlicher Ebene sind nahezu alle Organe und Organsysteme betroffen. Je nach Ausprägung des Untergewichts und Individualität der/des Betroffenen scheint es bei unterschiedlicher Ausprägung des Untergewichts zu einer fragilen, weil nicht mehr physiologischen Homöostase auf niedrigem Niveau zu kommen, so dass das Körpergewicht bei deutlichem Untergewicht und Vermeidung kritischer Stressoren längere Zeit stabil bleiben kann und erst bei weiteren emotionalen Belastungen wieder sinkt. Die Forschungsergebnisse zu seelischen und körperlichen Veränderungen bei der Anorexia nervosa erscheinen hauptsächlich durch das Ausmaß des Untergewichts, der Zusammensetzung der untersuchten Stichprobe (adoleszente vs. erwachsene Betroffene, die Dauer der Erkrankung, Körpergewicht bei Aufnahme und Entlassung etc.) und vielleicht auch durch das Geschlecht beeinflusst. Auf diese Weise könnte die sehr unterschiedliche Streuung der Untersuchungsergebnisse erklärbar sein. Eine Bedeutung scheint nicht nur die Diagnose, deren Hauptmerkmale das Untergewicht und die Störung des Körperschemas sind, sondern auch Schweregrad der Symptomatik und Verlauf der Erkrankung zu haben, wie von Laakmann et al. (2006) angemerkt.

Die weitere Evaluation des hier dargestellten Behandlungskonzepts etwa mittels eines Follow-up steht noch aus. Allerdings ist es während der Behandlung bei keiner/m der behandelten PatientInnen zu schwerwiegenden Folgen gekommen. Von vielen PatientInnen gab es positive Rückmeldungen, wenn auch vereinzelt zu erfahren war, dass PatientInnen trotz der hiesigen Behandlung aufgrund eines Rezidivs oder nicht anhaltender Besserung ihres Gesundheitszustandes verstorben sind.

5   Anhang

5.1   Beispiel eines Therapievertrags

Zwischen Herrn/Frau ... und dem therapeutischen Team wird folgender Vertrag geschlossen:

Es gelten die allgemeinen Stationsregeln und Zeitregelungen sowie die Regeln auf dem Aufnahmeblatt für Anorexiepatienten.

Es werden zunächst 3 Beutel pro Tag infundiert. Bei konstanter Gewichtszunahme und ausreichender oraler Nahrungsaufnahme werden die Beutel schrittweise reduziert. Vorübergehend kann auch eine Erhöhung der Anzahl der Beutel wieder notwendig sein. Bei Erreichen des Zielgewichts muss als Therapieziel das Gewicht auch ohne Beutel für mindestens 2 Wochen allein durch eigenes Essen gehalten werden (siehe unten).

Die Gewichtszunahme sollte pro Woche 700–1000 g betragen, wobei dies immer von Montag auf Montag beurteilt wird. Wenn es *regelmäßig* und *konstant* zu dieser wöchentlichen Gewichtszunahme kommt, werden beim Erreichen einzelner Gewichtsziele folgende Änderungen wirksam:

Ab 37 kg Frau/Herr ... erhält Ausgang 4 HG für 1 h.
Ab 38 kg Frau/Herr ... erhält Ausgang 3 PP HG.
Ab 39 kg Frau/Herr ... erhält Ausgang 3 PP für 1 h.
Ab 40 kg Frau/Herr ... erhält Ausgang 3 HG für 2 h sowie 3 für 1 h und
            darf an der Beschäftigungstherapie auf der Station teilnehmen.
Ab 41 kg Frau/Herr ... erhält Ausgang 3.
Ab 42 kg Frau/Herr ... erhält Ausgang 3 und 2 HG für 1 h.
Ab 43 kg Frau/Herr ... erhält Ausgang 3 und 2 HG. Es werden nur noch
            2 Beutel Fresubin gegeben. Es können psychotherapeutische Einzelsitzungen vereinbart werden.
Ab 44 kg Frau/Herr ... erhält Ausgang 2 für 1 h und 2 HG.

Ab 45 kg Frau/Herr ... erhält Ausgang 2 und 1 für HG. Es wird nur noch ein Beutel Fresubin gegeben. Es kann Kontakt zur Sozialpädagogin aufgenommen werden.

Ab 46 kg Frau/Herr ... erhält Ausgang 1 für 1 h und 1 für HG.

Ab 47 kg Frau/Herr ... erhält Ausgang 1. Es wird kein Fresubin mehr gegeben. Teilnahme am Frühsport.

ZIELGEWICHT: 48 kg (BMI 17,0) (Körpergröße 168 cm)

Ziel der Behandlung ist das Erreichen und Halten des Zielgewichts von ... kg. Dieses Gewicht muss konstant durch eigenes Essen ohne Sondennahrung gehalten werden vor Entlassung/Verlegung für mindestens 2 Wochen.

Die Änderungen sind nur solange wirksam, wie Frau/Herr ... auch weiterhin *regelmäßig* und *konstant* an Gewicht zunimmt und die u. g. Verhaltensregeln einhält, ansonsten kommt es zu Restriktionen.

Verhaltensregeln:

• Die Trinkmenge wird derzeit auf 1500 ml festgelegt. Bei Elektrolytentgleisungen oder Gewichtsschwankungen über 1,5 kg innerhalb von 24 Stunden werden ggf. wieder restriktive Maßnahmen ergriffen.
• Bei Erbrechen muss das Pflegepersonal verständigt werden.
• Der Konsum von Abführmitteln, Entwässerungsmitteln oder Süßstoff ist nicht gestattet. Ebenso ist die Mitnahme von Lebensmitteln ins Zimmer nicht gestattet.
• Beim Manipulieren an der Sonde bzw. Verdünnen oder Verschütten der Sondenkost werden entsprechend Maßnahmen getroffen.
  Auf übermäßige Bewegung muss verzichtet werden.

Ort/Datum

Patientin   **Pflege**   **behandelnder Arzt**

Ausgänge (nur außerhalb der Therapie- und Visitenzeiten)
1 = Ausgang alleine; 2 = Ausgang mit Freunden und Mitpatienten; 3 = Ausgang mit Familie und 1–2 ausgewählten Vertrauenspersonen; 3PP = Ausgang mit Pflege inkl. Schüler und Zivi; 4 = Ausgang mit examinierter Pflege; 5 = kein Ausgang; HG = Haus + Garten; U = Untersuchungen; h = Stunde

5.2 Merkblatt für Anorexiepatientinnen

Sehr geehrte Patientin, sehr geehrter Patient,

wir möchten Sie auf der Station C3 begrüßen.

Sie sind aufgrund Ihrer **Essstörung (Anorexia nervosa/Magersucht)** in die stationär-psychiatrische Behandlung gekommen. Der Begriff Magersucht drückt den Suchtcharakter dieser Störung aus, wobei die Patientinnen eine Reihe von Verhaltensweisen entwickeln, mit denen sie sich selbst und ihre Gesundheit schädigen. Dabei ist es erforderlich, die Erkrankung und deren Ursachen besser zu verstehen.

Zunächst muss unser Team dabei aktuelle Verhaltensweisen, **mit denen Sie sich selbst, d. h. Ihre Gesundheit schädigen,** unterbinden und Sie darin unterstützen, zu einem geregelten Tagesablauf zurückzufinden.

Dazu brauchen wir Ihr Vertrauen in das therapeutische Bündnis und Ihre aktive Mitgestaltung der Behandlung.

Wie für alle Patientinnen und Patienten gilt für Sie die allgemeine Stationsordnung.

Aufgrund Ihrer Essstörung werden sie zusätzlich
einen **Therapievertrag** mit Ihrem behandelnden Arzt/Ihrer behandelnden Ärztin festlegen sowie
bestimmte Regeln einhalten müssen, um den »Teufelskreis« der Magersucht zu unterbrechen.

Die **erste Woche** der Behandlung soll Ihnen die Möglichkeit geben, sich auf Station einzugewöhnen. In dieser Zeit werden auch eine Reihe von Untersuchungen (Labor, EKG, MRT) durchgeführt, um mögliche Folgeschäden der chronischen Unterernährung zu erkennen und diese ggfs. behandeln zu können. In der ersten Woche gelten für Sie die Regeln des Merkblattes, die später durch den Therapievertrag ergänzt werden.

In der **zweiten Woche** wird Ihr individueller **Therapievertrag** erarbeitet, durch den der Verlauf der Therapie geregelt wird. Von ärztlicher Seite wird dabei das Zielgewicht festgelegt sowie die regelmäßige Gewichtszunahme von 0,7 bis 1,0kg pro Woche. Im Therapievertrag wird Ihnen zugesichert, dass diese Grenze nicht überschritten wird. Gemeinsam mit Ihrem behandelnden Arzt und Ihrer behandelnden Pflegeperson definieren Sie, bei welchen Gewichtsstufen Sie Ihren Ausgang, das Therapieangebot und vieles mehr erweitern. Der Ausgang wird über die Bestimmungen des Therapievertrags geregelt. Bitte bringen Sie dabei Ihre eigenen Vorstellungen in die Therapie ein.

Falls es Ihnen durch das normale Aufnehmen von Essen nicht möglich sein sollte, an Gewicht zuzunehmen, kann die Anlage einer perkutanen Magensonde (PEG) notwendig sein. Durch diese gewichtsunterstützende Maßnahme wird eine langsame und stetige Zunahme an Körpergewicht gewährleistet, Sie können das normale Essen parallel dazu langsam wieder lernen.

Besondere Regeln:

Alle AnorexiepatientInnen müssen pünktlich an den **Mahlzeiten** auf Station (3 **Hauptmahlzeiten**) teilnehmen.

Die einzelnen Mahlzeiten auf Station sind:

Frühstück (7.30–8.00 Uhr)
Mittagessen (11.30–12.00 Uhr)
Abendessen (17.30–18.00 Uhr)

Die Patientinnen mit Essstörungen nehmen die Mahlzeiten als **Essgruppe** an einem eigenen Tisch ein und müssen bis zum Ende der Essenszeit bei Tisch bleiben. Die für die Mahlzeiten üblicherweise vorgesehene Zeitspanne darf auch nicht wesentlich überschritten werden. Durch Einhalten dieser Zeiten sollen Sie lernen, wieder ein geregeltes **Essverhalten** zu entwickeln.

Weitere **Zwischenmahlzeiten** außer den normalerweise vorgesehenen sind nicht zulässig.

Sie führen zu Beginn der Behandlung **einen Trinkplan,** den Ihnen Ihre zuständige Pflegeperson aushändigt. Im Duschraum oder auf der Toilette darf kein Wasser getrunken werden.

Sollten Sie sich nicht daran halten, werden **Dusche und Toilette** ggfs. abgeschlossen. Wenn Sie Dusche oder Toilette benutzen müssen, wenden Sie sich an Ihre zuständige Pflegeperson. Fremde Duschen oder Toiletten dürfen nicht benutzt werden.

Sie erhalten pro Tag jeweils ein Stück **Obst** als Ergänzung. Wenn Ihnen Besuch Nahrungsmittel, Getränke oder Obst mitbringen möchte, so ist dies nur erlaubt, wenn Sie das Mitgebrachte unmittelbar verzehren. Das Aufbewahren von Nahrungsmitteln oder Getränken auf den Zimmern ist darüber hinaus nicht erlaubt. Ebenso dürfen Nahrungsmittel und Getränke nicht an andere Patienten zur Aufbewahrung weitergegeben werden.

Das Führen des **Sondenplans** (bei PEG-Anlage) liegt in Ihrer Verantwortung und dient Ihrer Sicherheit.

Nahrungsmittel und Präparate, die eine abführende und entwässernde Wirkung haben (z. B. Zitronensaft, Essig sowie Laxantien, Diuretika, Süßstoff, zuckerfreie Bonbons und Kaugummis, Aufbaupräparate, Teezubereitungen, süßstoffhaltige Getränke), sind nicht erlaubt.

Auf den **Patientenzimmern** werden keine Lebensmittel aufbewahrt. Die einzige Ausnahme ist das Obst, das Sie zum Abendessen erhalten, das aber noch am selben Abend (bis zum Durchgang des Nachtdienstes um 21.30 Uhr) verzehrt werden muss. Die Aufbewahrung von Nahrungsmitteln im Zimmer über Nacht ist nicht gestattet.

Auch wenn ein Therapievertrag geschlossen wurde, gelten diese Regeln weiter, sofern dies nicht im Therapievertrag ausdrücklich anders geregelt ist. Sollten Sie die Regeln in Merkblatt bzw. Therapievertrag nicht einhalten, so wird – je nach Schweregrad des Regelverstoßes und Ermessen des therapeutischen Teams – der Ausgang reduziert oder es entfallen bereits erreichte zusätzliche Therapien.

Literaturverzeichnis

American Psychiatric Association, Diagnostic and Statistical Manual of Mental Disorders fourth edition (DSM IV). Washington, DC; American Psychiatric Association, 1994.

American Psychiatric Association, Diagnostic and Statistical Manual of Mental Disorders fifth edition (DSM IV). Washington, DC; American Psychiatric Association, 2013.

Andries A, Frystyk J, Flyvbjerg A, Stoving RK (2013) Dronabinol in severe, enduring anorexia nervosa: A randomized controlled trial. Int. J. Eat. Disord. 10.

Attia E (2010) Anorexia nervosa: current status and future directions. Annu. Rev. Med. 61, 425–435.

Attia E, Kaplan AS, Walsh BT, Gershkovich M, Yilmaz Z, Musante D, Wang Y (2011) Olanzapine versus placebo for out-patients with anorexia nervosa. Psychol. Med. 41 (10), 2177–2182.

Audi L, Vargas DM, Gussinye M, Yeste D, Marti G, Carrascosa A (2002) Clinical and biochemical determinants of bone metabolism and bone mass in adolescent female patients with anorexia nervosa. Pediatr. Res. 51(4), 497–504.

Baker D, Roberts R, Towell T (2000) Factors predictive of bone mineral density in eating-disordered women: a longitudinal study. Int. J. Eat. Disord. 27(1), 29–35.

Bardone-Cone AM, Wonderlich SA, Frost RO, Bulik CM, Mitchell JE, Uppala S, Simonich H (2007) Perfectionism and eating disorders: current status and future directions. Clin. Psychol. Rev. 27(3), 384–405.

Bissada H, Tasca GA, Barber AM, Bradwejn J (2008) Olanzapine in the treatment of low body weight and obsessive thinking in women with anorexia nervosa: a randomized, double-blind, placebo-controlled trial. Am. J. Psychiatry. 165(10), 1281–1288.

Born C, de la Fontaine L, Winter B, Müller N, Schaub A, Früstück C, Schüle C, Voderholzer U, Cuntz U, Falkai P, Meisenzahl E (2015) First results of a refeeding program in a psychiatric intensive care unit for patients with extreme anorexia nervosa. BMC Psychiatry 15, 57.

Bouquegneau A, Dubois BE, Krzesinski JM, Delanaye P (2012) Anorexia nervosa and the kidney. Am. J. Kidney Dis. 60(2), 299–307.

Brambilla F, Garcia CS, Fassino S, Daga GA, Favaro A, Santonastaso P, Ramaciotti C, Bondi E, Mellado C, Borriello R, Monteleone P (2007) Olanzapine therapy in anorexia nervosa: psychobiological effects. Int. Clin. Psychopharmacol. 22(4), 197–204.

Brooks ER, Ogden BW, Cavalier DS (1998) Compromised bone density 11.4 years after diagnosis of anorexia nervosa. J. Womens Health. 7(5), 567–574.

Bruch H (1978) The golden cage: the enigma of anorexia nervosa. Harvard University Press.

Bryant-Waugh R, Turner H, East P, Gamble C, Mehta R (2006) Misuse of laxatives among adult outpatients with eating disorders: prevalence and profiles. Int. J. Eat. Disord. 39(5), 404–409.

Bulik CM, Sullivan PF, Tozzi F, Furberg H, Lichtenstein P, Pedersen NL (2006) Prevalence, heritability, and prospective risk factors for anorexia nervosa. Arch. Gen. Psychiatry. 63(3), 305–312.

Campbell M, Waller G (2010) Narcissistic characteristics and eating-disordered behaviors. Int. J. Eat. Disord. 43(6), 560–564.

Carter FA, Jordan J, McIntosh VV, Luty SE, McKenzie JM, Frampton CM, Bulik CM, Joyce PR (2011) The long-term efficacy of three psychotherapies for anorexia nervosa: a randomized, controlled trial. Int. J. Eat. Disord. 44(7), 647–654.

Casiero D, Frishman WH (2006) Cardiovascular complications of eating disorders. Cardiol. Rev. 14(5), 227–231.

Castro J, Gila A, Puig J, Rodriguez S, Toro J (2004) Predictors of rehospitalization after total weight recovery in adolescents with anorexia nervosa. Int. J. Eat. Disord. 36(1), 22–30.

Chui HT, Christensen BK, Zipursky RB, Richards BA, Hanratty MK, Kabani NJ, Mikulis DJ, Katzman DK (2008) Cognitive function and brain structure in females with a history of adolescent-onset anorexia nervosa. Pediatrics. 122(2), e426–e437.

Claes L, Vandereycken W, Luyten P, Soenens B, Pieters G, Vertommen H (2006) Personality prototypes in eating disorders based on the Big Five model. J. Pers. Disord. 20 (4), 401–416.

Claudino AM, Hay P, Lima MS, Bacaltchuk J, Schmidt U, Treasure J (2006) Antidepressants for anorexia nervosa. Cochrane. Database. Syst. Rev. (1), CD004365.

Court A, Mulder C, Kerr M, Yuen HP, Boasman M, Goldstone S, Fleming J, Weigall S, Derham H, Huang C, McGorry P, Berger G (2010a) Investigating the effectiveness, safety and tolerability of quetiapine in the treatment of anorexia nervosa in young people: a pilot study. J. Psychiatr. Res. 44(15), 1027–1034.

Court A, Mulder C, Kerr M, Yuen HP, Boasman M, Goldstone S, Fleming J, Weigall S, Derham H, Huang C, McGorry P, Berger G (2010b) Investigating the effectiveness, safety and tolerability of quetiapine in the treatment of anorexia nervosa in young people: a pilot study. J. Psychiatr. Res. 44(15), 1027–1034.

Crane AM, Roberts ME, Treasure J (2007) Are obsessive-compulsive personality traits associated with a poor outcome in anorexia nervosa? A systematic review of randomized controlled trials and naturalistic outcome studies. Int. J. Eat. Disord. 40(7), 581–588.

Crisp A and Collaborators, Anorexia Nervosa in Males: Similarities and Differences to Anorexia Nervosa in Females. Eur Eat Disord Rev. 2006; 14: 163–167

Diamanti A, Basso MS, Castro M, Bianco G, Ciacco E, Calce A, Caramadre AM, Noto C, Gambarara M (2008) Clinical efficacy and safety of parenteral nutrition in adolescent girls with anorexia nervosa. J. Adolesc. Health. 42(2), 111–118.

Diagnostik und Therapie der Essstörungen, S3-Leitlinie. Hrsg.: Deutsche Gesellschaft für Psychosomatische Medizin und Psychotherapie und das Deutsche Kollegium für Psychosomatische Medizin. AWMF, 2010. www.awmf.org

Eddy KT, Dorer DJ, Franko DL, Tahilani K, Thompson-Brenner H, Herzog DB (2008) Diagnostic crossover in anorexia nervosa and bulimia nervosa: implications for DSM-V. Am. J. Psychiatry. 165(2), 245–250.

Egan SJ, Wade TD, Shafran R (2011) Perfectionism as a transdiagnostic process: a clinical review. Clin. Psychol. Rev. 31(2), 203–212.

El Ghoch GM, Alberti M, Capelli C, Calugi S, Dalle GR (2012) Resting Energy Expenditure in Anorexia Nervosa: Measured versus Estimated. J. Nutr. Metab. 2012, 652932.

Fairburn CG, Cooper Z, Bohn K, O'Connor ME, Doll HA, Palmer RL (2007) The severity and status of eating disorder NOS: implications for DSM-V. Behav. Res. Ther. 45 (8), 1705–1715.

Fairburn CG, Harrison PJ (2003) Eating disorders. Lancet. 361(9355), 407–416.

Fazeli PK, Calder GL, Miller KK, Misra M, Lawson EA, Meenaghan E, Lee H, Herzog D, Klibanski A (2012) Psychotropic medication use in anorexia nervosa between 1997 and 2009. Int. J. Eat. Disord. 45(8), 970–976.

Fichter MM, Quadflieg N (1997) Six-year course of bulimia nervosa. Int. J. Eat. Disord. 22(4), 361–384.

Fichter MM, Quadflieg N, Hedlund S (2006) Twelve-year course and outcome predictors of anorexia nervosa. Int. J. Eat. Disord. 39(2), 87–100.

Fraga A, Caggianesse V, Carrera O,Graell M, Morande G, Gutierrez E (2014) Seasonal BMI differences between restrictive and purging anorexia nervosa subtypes. Int J Eat Disord Oct 18, doi: 10.1002/eat.22357.

Gaudiani JL, Sabel AL, Mascolo M, Mehler PS (2012) Severe anorexia nervosa: outcomes from a medical stabilization unit. Int. J. Eat. Disord. 45(1), 85–92.

Gentile MG (2012) Enteral nutrition for feeding severely underfed patients with anorexia nervosa. Nutrients. 4(9), 1293–1303.

Gentile MG, Pastorelli P, Ciceri R, Manna GM, Collimedaglia S (2010) Specialized refeeding treatment for anorexia nervosa patients suffering from extreme undernutrition. Clin. Nutr. 29(5), 627–632.

Harrison A, Sullivan S, Tchanturia K, Treasure J (2009) Emotion recognition and regulation in anorexia nervosa. Clin. Psychol. Psychother. 16(4), 348–356.

Hart S, Abraham S, Franklin RC, Russell J (2010) The reasons why eating disorder patients drink. Eur. Eat. Disord. Rev.

Hatch A, Madden S, Kohn MR, Clarke S, Touyz S, Gordon E, Williams LM (2010) Emotion brain alterations in anorexia nervosa: a candidate biological marker and implications for treatment. J. Psychiatry Neurosci. 35(4), 267–274.

Hautala LA, Junnila J, Helenius H, Vaananen AM, Liuksila PR, Raiha H, Valimaki M, Saarijarvi S (2008) Towards understanding gender differences in disordered eating among adolescents. J. Clin. Nurs. 17(13), 1803–1813.

Hebebrand J, Albayrak O (2012) Leptin treatment of patients with anorexia nervosa? The urgent need for initiation of clinical studies. Eur. Child Adolesc. Psychiatry. 21(2), 63–66.

Hebebrand J, Blum WF, Barth N, Coners H, Englaro P, Juul A, Ziegler A, Warnke A, Rascher W, Remschmidt H, (1997) Leptin levels in patients with anorexia nervosa are reduced in the acute stage and elevated upon short-term weight restoration. Mol. Psychiatry. 2(4), 330–334.

Hebebrand J, Exner C, Hebebrand K, Holtkamp C, Casper RC, Remschmidt H, Herpertz-Dahlmann B, Klingenspor M (2003) Hyperactivity in patients with anorexia nervosa and in semistarved rats: evidence for a pivotal role of hypoleptinemia. Physiol Behav. 79(1), 25–37.

Hebebrand J, Muller TD, Holtkamp K, Herpertz-Dahlmann B (2007) The role of leptin in anorexia nervosa: clinical implications. Mol. Psychiatry. 12(1), 23–35.

Herpertz S, Herpertz-Dahlmann B, Fichter M, Tuschen-Caffier B, Zeeck M (2011) S3-Leitlinie Diagnostik und Therapie der Essstörungen, Springer.

Herpertz-Dahlmann B (2009) Adolescent eating disorders: definitions, symptomatology, epidemiology and comorbidity. Child Adolesc. Psychiatr. Clin. N. Am. 18(1), 31–47.

Hoek HW (2013) Classification, epidemiology and treatment of DSM-5 feeding and eating disorders. Curr. Opin. Psychiatry. 26(6), 529–531.

Hoek HW, van HD (2003) Review of the prevalence and incidence of eating disorders. Int. J. Eat. Disord. 34(4), 383–396.

Holm JS, Brixen K, Andries A, Horder K, Stoving RK (2012) Reflections on involuntary treatment in the prevention of fatal anorexia nervosa: a review of five cases. Int. J. Eat. Disord. 45(1), 93–100.

Holtkamp K, Hebebrand J, Mika C, Grzella I, Heer M, Heussen N, Herpertz-Dahlmann B (2003a) The effect of therapeutically induced weight gain on plasma leptin levels in patients with anorexia nervosa. J. Psychiatr. Res. 37(2), 165–169.

Holtkamp K, Herpertz-Dahlmann B, Mika C, Heer M, Heussen N, Fichter M, Herpertz S, Senf W, Blum WF, Schweiger U, Warnke A, Ballauff A, Remschmidt H, Hebebrand J (2003b) Elevated physical activity and low leptin levels co-occur in patients with anorexia nervosa. J. Clin. Endocrinol. Metab. 88(11), 5169–5174.

Hudson JI, Hiripi E, Pope HG Jr, Kessler RC (2007) The prevalence and correlates of eating disorders in the National Comorbidity Survey Replication. Biol. Psychiatry. 61 (3), 348–358.

Hutter G, Ganepola S, Hofmann WK (2009) The hematology of anorexia nervosa. Int. J. Eat. Disord. 42(4), 293–300.

Imbierowicz K, Braks K, Jacoby GE, Geiser F, Conrad R, Schilling G, Liedtke R (2002) High-caloric supplements in anorexia treatment. Int. J. Eat. Disord. 32(2), 135–145.

Jackson CW, Cates M, Lorenz R (2010) Pharmacotherapy of eating disorders. Nutr. Clin. Pract. 25(2), 143–159.

Jacobi C, Hayward C, de Zwaan M, Kraemer HC, Agras WS (2004) Coming to terms with risk factors for eating disorders: application of risk terminology and suggestions for general taxonomy. Psychol Bull 130(1): 19–65.

Jansch C, Harmer C, Cooper MJ (2009) Emotional processing in women with anorexia nervosa and in healthy volunteers. Eat. Behav. 10(3), 184–191.

Jones L, Harmer C, Cowen P, Cooper M (2008) Emotional face processing in women with high and low levels of eating disorder related symptoms. Eat. Behav. 9(4), 389–397.

Joos A, Hartmann A, Glauche V, Perlov E, Unterbrink T, Saum B, Tuscher O, Tebartz van EL, Zeeck A (2011) Grey matter deficit in long-term recovered anorexia nervosa patients. Eur. Eat. Disord. Rev. 19(1), 59–63.

Kaas AE, Kolko RP et al. Psychologiacal treatments for eating disorders. Curr Opin Psychiatry 2013; 26 (6): 549–555

Kalm LM, Semba RD (2005) They starved so that others be better fed: remembering Ancel Keys and the Minnesota experiment. J. Nutr. 135(6), 1347–1352.

Katzman DK (2005) Medical complications in adolescents with anorexia nervosa: a review of the literature. Int. J. Eat. Disord. 37 Suppl, S52–S59.

Keski-Rahkonen A, Sihvola E, Raevuori A, Kaukoranta J, Bulik CM, Hoek HW, Rissanen A, Kaprio J (2006) Reliability of self-reported eating disorders: Optimizing population screening. Int. J. Eat. Disord. 39(8), 754–762.

Keys A, Brozek J, Henschel A, Mickelsen O, Taylor HL (1950) The Biology of Human Starvation (2 Volumes). University of Minnesota Press.

Kinzl JF, Biebl W (2010) [Are eating disorders addictions?]. Neuropsychiatr. 24(3), 200–208.

Kohn MR, Madden S, Clarke SD (2011) Refeeding in anorexia nervosa: increased safety and efficiency through understanding the pathophysiology of protein calorie malnutrition. Curr. Opin. Pediatr. 23(4), 390–394.

Laakmann G, Ortner M, Kamleiter M, Ufer S, Frodl T, Goldstein-Muller B, Jager M, Padberg F, Ruther T, Sadowsky N, Tischinger M, Stec I (2006) [Treatment of vitally endangered anorexia nervosa patients based on guardianship laws]. Nervenarzt. 77(1), 35–40, 43.

Lawson EA, Donoho DA, Blum JI, Meenaghan EM, Misra M, Herzog DB, Sluss PM, Miller KK, Klibanski A (2011) Decreased nocturnal oxytocin levels in anorexia nervosa are associated with low bone mineral density and fat mass. J. Clin. Psychiatry. 72 (11), 1546–1551.

Lawson EA, Miller KK, Blum JI, Meenaghan E, Misra M, Eddy KT, Herzog DB, Klibanski A (2012) Leptin levels are associated with decreased depressive symptoms in women across the weight spectrum, independent of body fat. Clin. Endocrinol. (Oxf). 76(4), 520–525.

Liechti J (2008) Magersucht in Therapie. Carl-Auer-Systeme. Heidelberg.

Lock J, Fitzpatrick KK (2009) Advances in psychotherapy for children and adolescents with eating disorders. Am. J. Psychother. 63(4), 287–303.

Lock J, Agras WS, Le Grange D, Couturier J, Safer D, Bryson SW (2013) Do end of treatment assessments predict outcome at follow-up in eating disorders? Int J Eat Disord 46(8): 771–778

Lopez C, Stahl D, Tchanturia K (2010) Estimated intelligence quotient in anorexia nervosa: a systematic review and meta-analysis of the literature. Ann. Gen. Psychiatry. 9, 40–49.

Mainz V, Schulte-Ruther M, Fink GR, Herpertz-Dahlmann B, Konrad K (2012) Structural brain abnormalities in adolescent anorexia nervosa before and after weight recovery and associated hormonal changes. Psychosom. Med. 74(6), 574–582.

Malik S, McGlone F, Bedrossian D, Dagher A (2008) Ghrelin modulates brain activity in areas that control appetitive behavior. Cell Metab. 7(5), 400–409.

Marzola E, Nasser J.A, Hashim S.A, Shih BP, Kaye, WH (2013) Nuuritional rehabilitation in anorexia nervosa: review of the literature and implications for treatment. BMC Psychiatry, 13: 290

Mattar L, Huas C, Duclos J, Apfel A, Godart N (2011) Relationship between malnutrition and depression or anxiety in Anorexia Nervosa: a critical review of the literature. J. Affect. Disord. 132(3), 311–318.

Mattar L, Thiebaud MR, Huas C, Cebula C, Godart N (2012) Depression, anxiety and obsessive-compulsive symptoms in relation to nutritional status and outcome in severe anorexia nervosa. Psychiatry Res. 200(2-3), 513–517.

Mayer L, Walsh BT, Pierson RN Jr, Heymsfield SB, Gallagher D, Wang J, Parides MK, Leibel RL, Warren MP, Killory E, Glasofer D (2005) Body fat redistribution after weight gain in women with anorexia nervosa. Am. J. Clin. Nutr. 81(6), 1286–1291.

Mehler PS, Winkelman AB, Andersen DM, Gaudiani JL (2010) Nutritional rehabilitation: Practical Guidelines for refeeding the anorectic patient. J Nutr Metab. doi: 10.1150/2010/625782

Mehler PS, Cleary BS, Gaudiani JL, 2011. Osteoporosis in anorexia nervosa. Eat. Disord. 19(2), 194–202.

Mehler PS, MacKenzie TD (2009) Treatment of osteopenia and osteoporosis in anorexia nervosa: a systematic review of the literature. Int. J. Eat. Disord. 42(3), 195–201.

Melamed Y, Mester R, Margolin J, Kalian M (2003) Involuntary treatment of anorexia nervosa. Int. J. Law Psychiatry. 26(6), 617–626.

Miller CA, Golden NH (2010) An introduction to eating disorders: clinical presentation, epidemiology, and prognosis. Nutr. Clin. Pract. 25(2), 110–115.

Miller KK, Grinspoon SK, Ciampa J, Hier J, Herzog D, Klibanski A (2005) Medical findings in outpatients with anorexia nervosa. Arch. Intern. Med. 165(5), 561–566.

Miotto P, Pollini B, Restaneo A, Favaretto G, Sisti D, Rocchi MB, Preti A (2010) Symptoms of psychosis in anorexia and bulimia nervosa. Psychiatry Res. 175(3), 237–243.

Mischoulon D, Eddy KT, Keshaviah A, Dinescu D, Ross SL, Kass AE, Franko DL, Herzog DB (2011) Depression and eating disorders: treatment and course. J. Affect. Disord. 130(3), 470–477.

Misra M, Aggarwal A, Miller KK, Almazan C, Worley M, Soyka LA, Herzog DB, Klibanski A (2004) Effects of anorexia nervosa on clinical, hematologic, biochemical, and bone density parameters in community-dwelling adolescent girls. Pediatrics. 114(6), 1574–1583.

Mitchell JE, Crosby RD, Wonderlich SA, Hill L, le GD, Powers P, Eddy K (2007) Latent profile analysis of a cohort of patients with eating disorders not otherwise specified. Int. J. Eat. Disord. 40 Suppl, S95–S98.

Mond JM, Hay PJ, Rodgers B, Owen C (2006) An update on the definition of »excessive exercise« in eating disorders research. Int. J. Eat. Disord. 39(2), 147–153.

Mondelli V, Gianotti L, Picu A, Abbate Daga G, Giordano R, Berardelli R, Pariante CM, Fassino S, Ghigo E, Arvat E (2006) Neuroendocrine effects of citalopram infusion in anorexia nervosa. Psychoneuroendocrinol 31(10): 1139–1148.

Muller MJ, Bosy-Westphal A, Klaus S, Kreymann G, Luhrmann PM, Neuhauser-Berthold M, Noack R, Pirke KM, Platte P, Selberg O, Steiniger J (2004) World Health Organization equations have shortcomings for predicting resting energy expenditure in persons from a modern, affluent population: generation of a new reference standard from a retrospective analysis of a German database of resting energy expenditure. Am. J. Clin. Nutr. 80(5), 1379–1390.

NICE, Eating disorders – core interventions in the treatment and management of anorexia nervosa, bulimia nervosa and related disorders. National Institute for Health and Care Excellence Clinical Guideline no. 9, London: NICE, 2004. www.nice.org.uk.

Nicholls D, Arcelus J (2010) Making eating disorders classification work in ICD-11. Eur. Eat. Disord. Rev. 18(4), 247–250.

O'Connor G, Nicholls D (2013) Refeeding hypophosphatemia in adolescents with anorexia nervosa: a systematic review. Nutr. Clin. Pract. 28(3), 358–364.

Ogiso K, Asakawa A, Amitani H, Inui A (2011) Ghrelin and anorexia nervosa: a psychosomatic perspective. Nutrition. 27(10), 988–993.

Oudijn MS, Storosum JG, Nelis E, Denys D (2013) Is deep brain stimulation a treatment option for anorexia nervosa? BMC. Psychiatry. 13(1), 277.

Papadopoulos FC, Ekbom A, Brandt L, Ekselius L (2009) Excess mortality, causes of death and prognostic factors in anorexia nervosa. Br. J. Psychiatry. 194(1), 10–17.

Patrick J (1977) Death during recovery from severe malnutrition and its possible relationship to sodium pump activity in the leucocyte. Br. Med. J. 1(6068), 1051–1054.

Pearce JM (2006) Sir William Withey Gull (1816–1890). Eur. Neurol. 55(1), 53–56.

Peper JS, van den Heuvel MP, Mandl RC, Hulshoff Pol HE, van HJ (2011) Sex steroids and connectivity in the human brain: a review of neuroimaging studies. Psychoneuroendocrinology. 36(8), 1101–1113.

Powers PS, Santana CA, Bannon YS (2002) Olanzapine in the treatment of anorexia nervosa: an open label trial. Int. J. Eat. Disord. 32(2), 146–154.

Reiter CS, Graves L (2010) Nutrition therapy for eating disorders. Nutr. Clin. Pract. 25 (2), 122–136.

Ricca V, Mannucci E, Mezzani B, Di BM, Zucchi T, Paionni A, Placidi GP, Rotella CM, Faravelli C (2001) Psychopathological and clinical features of outpatients with an eating disorder not otherwise specified. Eat. Weight. Disord. 6(3), 157–165.

Rigaud D, Boulier A, Tallonneau I, Brindisi MC, Rozen R (2010) Body fluid retention and body weight change in anorexia nervosa patients during refeeding. Clin. Nutr. 29 (6), 749–755.

Rigaud D, Brondel L, Poupard AT, Talonneau I, Brun JM (2007) A randomized trial on the efficacy of a 2-month tube feeding regimen in anorexia nervosa: A 1-year follow-up study. Clin. Nutr. 26(4), 421–429.

Rigaud D, Pennachio H, Bizeul C, Reveillard V, Verges B (2011) Outcome in AN adult patients: a 13-year follow-up in 484 patients. Diabetes metab. 37, 305–311.

Rigaud D, Talloneau I, Brindisi MC, Verges B (2012) Prognosis in 41 severely malnourished anorexia nervosa patients. Clin Nutr. 31, 693–698.

Robb AS, Silber TJ, Orrell-Valente JK, Valadez-Meltzer A, Ellis N, Dadson MJ, Chatoor I (2002) Supplemental nocturnal nasogastric refeeding for better short-term outcome in hospitalized adolescent girls with anorexia nervosa. Am. J. Psychiatry. 159(8), 1347–1353.

Sansone RA, Levitt JL, Sansone LA (2005) The prevalence of personality disorders among those with eating disorders. Eat. Disord. 13(1), 7–21.

Sansone RA, Sansone LA (2010) Personality disorders as risk factors for eating disorders: clinical implications. Nutr. Clin. Pract. 25(2), 116–121.

Schebendach JE, Golden NH, Jacobson MS, Hertz S, Shenker IR (1997) The metabolic responses to starvation and refeeding in adolescents with anorexia nervosa. Ann. N. Y. Acad. Sci. 817, 110–119.

Schmidt U, Oldershaw A, Jichi F, Sternheim L, Startup H, McIntosh V, Jordan J, Tchanturia K, Wolff G, Rooney M, Landau S, Treasure J (2012) Out-patient psychological therapies for adults with anorexia nervosa: randomised controlled trial. Br. J. Psychiatry. 201(5), 392–399.

Schüle C, Sighart C, Hennig J, Laakmann G (2006) Mirtazapine inhibits salivary cortisol concentrations in anorexia nervosa. Prog Neuropsychopharmacol Biol Psychiatry 30 (6): 1015–1019.

Sim LA, McGovern L, Elamin MB, Swiglo BA, Erwin PJ, Montori VM (2010) Effect on bone health of estrogen preparations in premenopausal women with anorexia nervosa: a systematic review and meta-analyses. Int. J. Eat. Disord. 43(3), 218–225.

Speranza M, Loas G, Wallier J, Corcos M (2007) Predictive value of alexithymia in patients with eating disorders: a 3-year prospective study. J. Psychosom. Res. 63(4), 365–371.

Tan J, Hope T, Stewart A (2003) Competence to refuse treatment in anorexia nervosa. Int. J. Law Psychiatry. 26(6), 697–707.

Taranis L, Meyer C (2011) Associations between specific components of compulsive exercise and eating-disordered cognitions and behaviors among young women. Int. J. Eat. Disord. 44(5), 452–458.

Tomita K, Haga H, Ishii G, Katsumi T, Sato C, Aso R, Okumoto K, Nishise Y, Watanabe H, Saito T, Otani K, Ueno Y (2013) Clinical manifestations of liver injury in patients with anorexia nervosa. Hepatol. Res. 10.

Tozzi F, Thornton LM, Mitchell J, Fichter MM, Klump KL, Lilenfeld LR, Reba L, Strober M, Kaye W.H, Bulik CM, the Price Foundation Collaborative Group (2006) Features associated with laxative abuse in individuals with eating disorders. Psychosom Med 68: 470–477

Treasure J, Claudino AM, Zucker N (2010) Eating disorders. Lancet 375: 583–593.

Treasure J (2006) Where do eating disorders lie on the diagnostic spectrum and what does it mean? Nord. J. Psychiatry. 60(1), 27–31.

Turner H, Bryant-Waugh R, Peveler R (2010) The clinical features of EDNOS: relationship to mood, health status and general functioning. Eat. Behav. 11(2), 127–130.

Van den Eynde F, Guillaume S, Broadbent H, Campbell IC, Schmidt U (2013) Repetitive transcranial magnetic stimulation in anorexia nervosa: a pilot study. Eur. Psychiatry. 28(2), 98–101.

Van Wymelbeke V, Brondel L, Marcel BJ, Rigaud D (2004) Factors associated with the increase in resting energy expenditure during refeeding in malnourished anorexia nervosa patients. Am. J. Clin. Nutr. 80(6), 1469–1477.

Waller G, Sines J, Meyer C, Mountford V (2008) Body checking in the eating disorders: association with narcissistic characteristics. Eat. Behav. 9(2), 163–169.

Walsh BT (2010) Eating disorders in DSM-V: review of existing literature (Part 3). Int. J. Eat. Disord. 43(2), 97.

Walsh BT, Sysko R (2009) Broad categories for the diagnosis of eating disorders (BCD-ED): an alternative system for classification. Int. J. Eat. Disord. 42(8), 754–764.

Watson TL, Andersen AE (2003) A critical examination of the amenorrhea and weight criteria for diagnosing anorexia nervosa. Acta Psychiatr. Scand. 108(3), 175–182.

Waxman SE (2009) A systematic review of impulsivity in eating disorders. Eur. Eat. Disord. Rev. 17(6), 408–425.

Welch,E, Miller,J.L, Ghaderi,A, Vaillancourt,T, 2009. Does perfectionism mediate or moderate the relation between body dissatisfaction and disordered eating attitudes and behaviors? Eat. Behav. 10(3), 168–175.

Wentz E, Gillberg IC, Anckarsater H, Gillberg C, Rastam M (2009) Adolescent-onset anorexia nervosa: 18-year outcome. Br. J. Psychiatry. 194(2), 168–174.

Westen D, Harnden-Fischer J (2001) Personality profiles in eating disorders: rethinking the distinction between axis I and axis II. Am. J. Psychiatry. 158(4), 547–562.

Wong S, Au B, Lau E, Lee Y, Sham A, Lee S (2004) Osteoporosis in Chinese patients with anorexia nervosa. Int. J. Eat. Disord. 36(1), 104–108.

Woodside BD, Staab R (2006) Management of psychiatric comorbidity in anorexia nervosa and bulimia nervosa. CNS. Drugs. 20(8), 655–663.

World Health Organization (1992) The ICD-10 Classification of Mental and Behavioral Disorders. Clinical Descriptions and Diagnostic Guidelines. © World Health Organisation, Geneva,

Zuercher JN, Cumella EJ, Woods BK, Eberly M, Carr JK (2003) Efficacy of voluntary nasogastric tube feeding in female inpatients with anorexia nervosa. JPEN J. Parenter. Enteral Nutr. 27(4), 268–276.

Stichwortverzeichnis

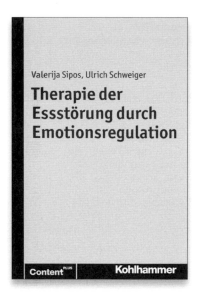
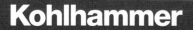